家庭服务业规范化培训教材

病 患 陪 护

发展家庭服务业促进就业部际联席会议办公室组织编审

中国劳动社会保障出版社

图书在版编目(CIP)数据

病患陪护/王君主编. —北京：中国劳动社会保障出版社，2012
家庭服务业规范化培训教材
ISBN 978－7－5045－9791－5

Ⅰ.①病… Ⅱ.①王… Ⅲ.①护理学-技术培训-教材 Ⅳ.①R47

中国版本图书馆 CIP 数据核字(2012)第 161990 号

中国劳动社会保障出版社出版发行
（北京市惠新东街1号 邮政编码：100029）

出版人：张梦欣

*

北京市艺辉印刷有限公司印刷装订 新华书店经销
787毫米×1092毫米 16开本 12印张 170千字
2012年8月第1版 2025年3月第15次印刷
定价：25.00元

营销中心电话：400-606-6496
出版社网址：http://www.class.com.cn

家庭服务业规范化培训教材

编审委员会

编 审 人 员

主　编： 王　君

参　编： 王　方　王　欢　包佳辉　许翠娥　张　炎　郭荣秀
姬燕琛

审　稿： 张继英

前言

根据《国务院办公厅关于发展家庭服务业的指导意见》（国办发［2010］43号）文件精神，为大力发展家庭服务业，提高家庭服务从业人员职业素养和职业技能，在发展家庭服务业促进就业部际联席会议办公室组织下，我们编写了家庭服务业规范化培训教材，首批包括《家庭服务从业人员职业指导与权益维护》《家庭服务从业人员职业道德》《家政服务员》《养老护理》《母婴护理》《病患陪护》6种教材。

为使教材贴近行业用人需求，我们做了大量调研工作，重点选取山东、湖南、广东、辽宁、内蒙古等省、自治区，对百余家家政服务企业和家政服务培训机构开展问卷调查，获取了较为全面翔实的第一手信息。同时，我们还组织了一支过硬的教材编审队伍，其中包括参与家庭服务相关国家职业技能标准编写和审定的专家、来自全国“千户百强家庭服务企业”的技术能手、职业培训教育领域的专家和家庭服务业政策理论研究专家等。经过历时一年多的精心打造，最终使这套教材呈现在大家面前。

在教材编写过程中，我们始终坚持以国家职业技能标准为依据，在内容上体现“以职业活动为导向、以职业能力为核心”的指导思想，突出被培训者实际操作技能、统筹计划能力、人际沟通能力等综合能力的培养。考虑到家庭服务地域性特点，在坚持教材内容通用性、普遍性的基础上，适当兼顾内容的差异性需求。同时从被培训者实际水平出发，力求语言通俗易懂、图文并茂，增强教材的可读性。此外，还注重在教材中反映行业发展的新知识、新理念、新方法和新技术，努力提高教材的先进性。

这套教材适合于各级各类职业培训机构开展家庭服务相关职业培训时使用，也可作为家庭服务从业人员工作指导手册。欢迎广大读者对教材中存在的不足之处提出宝贵意见和建议。

家庭服务业规范化培训教材编审委员会

目录

1 第一章　病患陪护岗位认知

第一节 病患陪护职业定位

一、病患陪护职业定义

病患陪护主要对老年人、病人、残疾人进行基础护理和生活护理。病患陪护从业人员称为病患陪护员（文中简称护理员）。

二、病患陪护工作职责

1. 有效解决陪护对象的生活起居需要。如协助陪护对象盥洗、运动锻炼、进食、排泄、服药，为其制作膳食、适时翻身、保健按摩等。

2. 为生活不能自理的陪护对象提供全面的生活护理、基础保健、按摩、疾病康复锻炼，促进陪护对象早日获得康复和提高生存质量。

3. 协助医生和护士做好陪护对象的治疗和生活护理工作。如收集、送检标本（大便、小便、痰等），清洁与消毒，个人卫生护理，饮食起居护理，压疮的防治等。

4. 密切观察陪护对象的饮食、起居和病情变化等情况，发现异常及时向医生或护士汇报，做到科学、安全护理陪护对象。

5. 了解陪护对象的生理、心理和社会活动的需要，并针对陪护对象的生理、心理特点做好膳食营养调配、健康保健和生活起居的科学护理工作，并依据陪护对象的社会活动需要恰当安排其每日生活。

提 示

护理员不是护士、更不是医生，因此，不能参与病人的日常诊疗工作。

第二节　病患陪护从业要求

一、病患陪护从业人员基本要求

1．年龄 16 ~ 55 岁

病患陪护服务对象主要是病人、残疾人和生活不能自理的老年人。护理员需要解决服务对象的衣食住行，还要对他们进行健康保健指导和生理性护理。从业人员的年龄过小容易缺乏耐心，缺少成年人的沉着与稳重；年龄太大，体力、精力不济，很难适应高强度的工作。当然，年龄引起的差异并不是绝对的。

2．具有初中或以上文化程度

病患陪护工作涉及医疗、护理、营养、心理和社会科学等多方面专业知识。专业的护理员在上岗前均要接受一系列专业的病患陪护知识与技能培训，如果从业人员没有一定的文化基础，很难对其所学知识进行系统的理解、掌握和消化。所以，必要的文化程度是从事病患陪护工作不可缺少的。

3．身体健康，无传染病、精神病等有碍工作的疾病

病患陪护工作需要智力和体力的结合，一个病患陪护从业人员如果智力不健全，在一定程度上也许可以承担简单的体力劳动，但会给雇主埋下诸多风险，也会给自己和所在的家政公司埋下风险的种子。

由于陪护对象大多生活自理能力较差，护理员需要给予陪护对象清洁身体、移动身体（如搬运、翻身）等操作，如果身体不健康、体力不支则很难从事病患陪护工作。

4．面貌端庄、温柔善良

病患陪护是一种近距离与雇主接触的服务性工作，护理员的面部表情是服务内容中不可缺少的组成部分。面貌端庄、面相和善，容易被雇主接受与认可；良好的面部表情可以使雇主身心愉悦，有利于疾病康复；而温柔善良的秉性可以让雇主放心、安心。

5．身份清楚，无不良记录

病患陪护许多时候需要入户服务，雇主对入户人员的安全问题非常重视。因此，护理员的身份必须明确，要能够向家政公司和雇主提供真实、准确的身份证明材料，包括身份证原件及复印件、户口所在地证明材料、家庭情况、婚姻状况等。

二、病患陪护从业人员素质要求

1．有爱心、耐心和责任心

有爱心。病人为弱势群体，由于疾病的困扰，病人容易产生焦虑、孤独、恐惧等心理问题。作为护理员应充分地同情、理解他们，要如同其家人一样关爱病人，并用真心去温暖、关心病人的身心疾患；从而促使病人能够幸福、安康度过疾病期。

有耐心。病人因为疾病缠身，特别是长期卧床、生活不能自理的病人，他们与外界的信息沟通不畅，更容易发生心理问题，如焦虑、脾气暴躁、多疑、自私、悲观、对死亡的恐惧等。因此，护理员必须有足够的耐心，方能够胜任此工作。

有责任心。护理员担负着照护病人的生活及健康保健的责任。病人的家属将其亲人的生活起居、疾病康复托付于护理员，这本身就是对护理员的充分信任，围绕这一信任同时给予护理员一定的工作报酬，病人或其家属是通过向护理员支付高额的报酬来获得服务，两者的关系是建立在公平、互利的基础上。因此护理员在陪护工作中必须有责任心，尽职尽责地做好本职工作。

2．遵纪守法、维护社会公德

遵纪守法是社会主义国家公民应有的责任与义务。护理员必须懂得遵纪守法的重要性，做到知法、守法，不犯法。

社会公德是所有社会成员在公共生活领域中应遵循的基本道德规范。护理员有责任和义务模范地履行社会公德，并使其在工作中发挥作用。

3．心态端正、克服职业偏见

长期以来，由于受到传统观念的影响，一些人认为病患陪护是伺候人的活，社会地位也不高，因此在择业的时候往往心存顾虑。

随着社会的发展，家政服务的内涵与外延与传统意义上的“保姆服务”有着本质上的不同。合格的护理员因为知识面广、素质高、技能全面，受到雇主的普遍欢迎和尊重。雇主家庭中的病人及其相关成员的饮食起居、营养保健、健康医疗等均要依赖于护理员。由此可知，病患陪护工作是非常重要的，护理员的社会形象是高尚的。

护理员要端正服务心态，不自卑，理性对待自己的职业选择及陪护工作。好高骛远、不切合实际要求和对自身岗位的知识准备不充分都是从业大忌。

相关链接

护理员应依据所在服务地区的实际情况，结合自身特点，通过合法的、安全的途径选择适宜的工作环境和服务对象，即要通过正规的劳务输出渠道，选择正规的家政服务机构为自己提供就业服务。

4．良好的人际沟通能力与环境适应能力

从事病患陪护工作，会经常更换服务对象。每个被服务家庭的环境、生活习惯千差万别，个人的脾气秉性不尽相同，服务的具体要求也不相同。所以，从事病患陪护工作时首先要尊重病人的生活习惯，对于饮食、起居作息时间、房间布置、生活用品的采购或放置，要按照病人雇主的习惯和爱好去设置、安排；其次要能够很快进入工作角色，与服务对象融洽相处。

5．爱岗敬业、尽职尽责

护理员必须本着干一行爱一行的原则，工作中恪尽职守，认识到护理工作会直接影响病人的身心健康，甚至关系到病人的生命安全，所以护理员对于该做的事一定要做到，该想到的一定想周全，尽可能给雇主提供全面、周到的服务。

护理员要以积极的态度和观念完成工作，只有这样才能获得雇主和社会的认可并获取相应的劳动报酬。

6．奉献爱心、和谐服务

病患陪护工作过程实际上是一个奉献爱心的过程。护理员每天面对的病人往往都处于机体免疫力较低的阶段，他们需要精心的呵护、更多的关爱。所以护理员要把病人当成自己的家人一样关心、爱护，帮助他们度过这个特殊时期。

病患陪护的服务内容、服务时间、薪酬待遇等在服务合同中有明确的约定。如 24 小时服务或 12 小时服务等。但是，家政服务不同于企事业单位能够按时上下班，许多家务事做与不做、今天做或明天做完全取决于从业者的服务态度和服务意识。病患陪护工作的基本原则是：当天的工作要当天完成，不要影响第二天工作的开展。

7．忠厚诚实、不涉家私

（1）忠厚诚实就是工作的态度，是做好病患陪护工作的前提。劳动态度是职业道德的集中表现。雇主把自己的家交给护理员去打理，甚至把家庭成员的健康生命托付给护理员，这是基于雇主对护理员的信任，护理员必须珍惜雇主的信任和嘱托，爱护雇主家庭成员、保障雇主家庭成员的生命健康，保证雇主家庭财产安全，不挥霍浪费雇主的财物。

诚实是做人的基本品质，也是护理员应具备的基本道德品质。护理员要实事求是将自己的户籍地址、婚姻状况、健康状况向雇主说明。对工作中出现的差错、事故，如损坏了雇主家的物品、给病人服错了药物等，都应及时向雇主汇报反映，共商解决办法。若遇自己家中有事或其他原因要求辞工时，尽可能提前通知雇主和家政公司，以便雇主和家政公司作出恰当安排。

提　示

护理员在服务过程中，不要因为好奇就随意翻动雇主的财物，更不能将雇主的财物据为己有（这是违法行为）。即护理员要能够做到不该看的不看、不该动的不动、不该拿的一定不能拿。

（2）不涉家私是护理员的必备品质。尊重他人隐私，实际上是对他人人格的尊重，可以避免许多不必要的纠纷和矛盾。对于雇主的“内政”，护理员要做到：不评论、不掺和、不打探、不传播。“不评论”就是对雇主的家庭内部问题和矛盾不加评论；“不掺和”就是对雇主家中成员之间的矛盾，不搬弄是非，不挑拨离间，不激化家庭矛盾，需要劝解时也只点到为止；“不打探”就是不去窥视和打听雇主家庭成员的隐私；“不传播”就是不把雇主的家事张扬给左邻右舍，不泄露雇主的私人信息。

8．文明礼貌、言行稳重

病患陪护是以入户服务为主的工作，且大多数护理员要与雇主同吃同住、朝夕相处，工作中能否做到文明礼貌，直接影响到能否与雇主和谐相处，甚至影响到病人的健康。

（1）讲文明有礼貌。文明礼貌是所有行业、全体公民都应具有的待人接物的态度。护理员在与雇主交流时必须使用礼貌用语：如“您”“谢谢”“不客气”等；按年龄、辈分正确称谓雇主。对年轻的夫妇可称“大哥”“大姐”，对年长的可称“叔叔”“伯伯”“阿姨”等。交流时应表情友善、语调和蔼、语音适当。

护理员既是文明礼貌的使者，也是文明礼貌的获益者，讲文明、有礼貌，既可以给雇主留下良好的印象，又有助于建立起一种和谐的人际关系，利于工作的顺利开展。

（2）言谈举止稳重大方。病人需要安静的环境，以利于休养和身体康复。所以，护理员要轻声细语地说话，保证对方能听清即可。不要“扯着大嗓门”说话，语速要适中，避免连珠炮式的讲话。

护理员在做家务时要注意力度的控制，不要发出太大的声响，尤其不要发出刺耳的声音。开关门窗一定要用手扶住门窗关好后再放手，挪动物件和走路时动作要尽量放轻，避免用力过猛造成太大声音或震动。

案例与点评

某位女性护理员，34岁。平日工作勤快，动作敏捷，快言快语。但帮助病人料理生活时，经常弄出较大的声响，影响到病人的休息，引起雇主不满。

【点评】护理员工作勤快、动作麻利是非常值得称赞的行为，但工作的对象是疾病患者，他们需要安静的环境休息、养病，如果护理员在工作中发出较大的声响，会对病人的修养及康复带来极为不利的影响。因此，护理员在做各项护理工作时必须做到“四轻”：说话轻、走路轻、关门轻、操作轻。

三、病患陪护工作与生活禁忌

1．忌过于自信

护理员要努力学习专业知识，谦虚勤奋，不能不懂装懂，不可自作主张，更不能不服从医护人员或雇主的工作安排。否则，一旦发生看护事故，将会给病人及其家属、自身、或者医院造成无法估量的损失。

2．忌无诚信

诚信是做人的第一要素。有些护理员刚参加工作时表现得积极主动，但当自己掌握了工作的基本技能和生存方式后，便会不断地向雇主提条件，要求雇主予以涨工资等；一旦自己的私欲得不到满足时，便随意毁约，不遵守合同约定，甚至说谎欺骗雇主，最后落得缺乏诚信的不良形象。

3．忌道德缺失

需要专人看护的病人，大多伴有行动不便、失忆、失语或情感意识障碍等病症，其护理难度和强度均较大，这些都给一部分道德缺失的护理员提供了施展不道德行为的空间和条件。有些护理员当病人家属或医护人员在场时，工作表现积极主动、任劳任怨，但是，一旦失去监督，便会把打骂、虐待病人作为解除自我烦恼的手段。有的护理员趁雇主不在家时，未经雇主同意邀请老乡、朋友在雇主家聚会或私自离岗、消极怠工等，从而严重影响了护理员队伍的形象；因此，作为护理员应认真学习科学文化，不断提高自己的职业素养，努力做一名优秀的护理员，树立良好行业形象。

4．忌言行过激

从事病患陪护工作辛苦、委屈、不被重视在所难免。有的病人受病态因素的影响，变得情感空虚、脾气暴躁、性格怪异，甚至打骂护理员，而有些护理员在自身合法权益受到侵害时，不是采用合法手段解决问题，而是采取过激的报复手段，以致最后由受害者沦为害人者，而触犯了国家的法律、法规。

5．忌懒惰

从事病患陪护工作，没有吃苦耐劳的心理准备，是很难做好的。无论从事何种工作，受些苦累都是难免的。

任何一个雇主都不会喜欢一个懒惰的员工，有的护理员本来知识面就比较窄、工作技能一般，如再懒惰成性，做事拖拉，必然不会赢得雇主的欢迎和信任。

6．忌无尊严

有的护理员羡慕他人奢华的生活，为了满足自己的虚荣心，利用为雇主购物之机，克扣雇主钱款，甚至偷拿、骗取雇主的财物，不顾尊严、贪图小利而毁了自己美好的前程。护理员要坚持“本分做人，踏实做事，尊严挣钱”的工作与生活原则。

7．忌不学无术

护理员在工作中要不断学习新知识，掌握精湛的服务技能，不断提升自身素质，在人生的不同阶段要给自己设定一定的工作、生活、学习、发展目标。人一旦有了目标，也就有了前进的动力，有了动力就拥有了成功的前提条件。

8．忌仪容仪表不整

护理员的衣着打扮应大方、得体，少穿或不穿紧身衣裤，不留长指甲，不涂指甲油，不留怪异发型，不浓妆艳抹；定期沐浴，经常更换并清洗衣服；保持口腔卫生，做到口气清新。

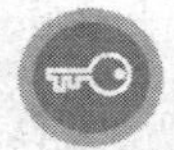

思考与练习

1. 病患陪护工作职责包括哪些内容？
2. 病患陪护从业人员的素质要求有哪些？
3. 从事病患陪护工作需注意哪些问题?

2 第二章　就诊与给药护理

第一节　就诊指南

各种疾病严重影响着人们的生活，生病后如何及时就诊并获得及时救治，如何用药效果更佳、更安全，这些都与疾病能否被尽早治愈有着密切的关系。

掌握正确的就医方法，有助于病人顺利完成整个诊疗过程，使疾病尽快康复。

一、医院介绍

1. 医院类型的划分

（1）按功能划分

1）综合医院：设备条件好，诊疗科室齐全，是集医疗、预防、教学、科研于一体的医院，是我国医院的主体类型。

2）专科医院：以某一专科或专病的诊疗为主的医院，如儿童医院、口腔医院、肿瘤医院等。

3）中医院：以中医中药为主要诊疗手段的医院。

4）中西医结合医院：以中西医结合治疗为诊疗手段的医院。

5）以预防保健为主的医院：如结核病防治所、妇幼保健院、疾病控制中心等。

（2）按管辖范围划分

1）直属卫生部管辖的医院。

2）直属省（市）、自治区管辖的医院。

3）直属地（市）、自治州管辖的医院。

4）县（市）、自治县医院。

5）区（镇）、乡（镇）医院。

6）社区服务中心。

7）社区卫生站。

2. 医院科室划分

病患选择了就诊的医院后，还应该根据自己病情的具体情况选择正确的就诊科室。

（1）西医医院的分科。西医一般分为内科、外科、妇科、儿科、口腔科、皮肤科、眼科、耳鼻喉科等，在一些较大的综合医院或专科医院，分科更加细致。例如，外科又分普通外科、脊柱科、肛肠科、神经外科、骨肿瘤科、泌尿科、胸外科、骨科、创伤科等。内科分出呼吸科、消化科、神经内科、心血管内科、肾内科、血液科、内分泌科等。

提　示

目前，越来越多的医院开展网上预约、电话预约挂号，如果不知道病患的疾病属于哪个科室，最好采取电话预约的方式，咨询清楚后再约号。

随着医学的不断发展，由于诊疗的需要，有的医院还开设了特殊的门诊。如发热门诊、肝炎门诊、计划生育门诊、肠道门诊等。

（2）中医医院的分科。一般设有内科、外科、妇科、儿科、皮肤科、正骨科、针灸科、按摩科等，近年来，有些中医医院也加强专科建设和学科建设，开设了一些特色、特惠门诊。其治疗方法主要是以中药、针灸、推拿等为主。

当病人的情况紧急时，应立即向急救机构求助或去附近医院的急诊科就诊，以便得到及时的救治。

一般非紧急的情况，可到医院门诊看病。但是因为医院分科较细，病人对具体要看哪一个科室掌握不清时，可向门诊大厅的问讯处或咨询处的工作人员询问。

3．门诊的类型

常见的门诊类型包括：普通门诊、急诊、专病门诊、专家门诊、传染病门诊。

（1）普通门诊。普通门诊分为内科、外科、妇产科、儿科、皮肤科、眼科、耳鼻喉科、中医科等。初次就诊者或普通常见病者可选择普通门诊。普通门诊一般由主治医师职称及以下的住院医师出诊。

（2）急诊。急诊是救治各种突发急、重症病患的地方，如哮喘急性发作、突发心脏病、各种急性创伤、急性脑血管意外、突然剧烈腹痛等。

急诊室是24小时应诊。到急诊看病时，先到分诊台进行分诊后再就诊，以保证及时的检查和治疗。

（3）专病门诊。近年来专病门诊发展得很快，如原来的内科分出心血管内科、消化内科、内分泌科等。而每一个专科又相应分出专病门诊。如心血管内科有高血压门诊、心律失常门诊、冠心病门诊、心脏介入治疗门诊等。这些专病门诊由专门研究诊治某种疾病的主治医师应诊，医生相对固定，有利于疾病的诊治。

（4）专家门诊。由专家（副主任医师以上的医生）出诊的门诊。出诊的专家在医学某一领域中有独特的专长，对疾病的诊断和治疗有丰富的经验。专家出诊有固定的时间。

（5）传染病门诊。综合医院大都设有肝炎门诊、肠道门诊、发热门诊等。肝炎门诊专门诊治肝炎病人；肠道门诊一般在每年的4—10月开诊，主要治疗各种原因引起的腹泻等。肝炎及肠道门诊内设有专门的检查、化验和治疗区域。发热门诊是针对发烧病人就诊的，医生根据病人的病情和症状进行诊断和治疗，目的是防止呼吸道传染病的传播。

二、诊前准备

1. 了解病患的健康状况

护理员在病人到医院就诊前，需要充分掌握病人的情况，以利就医过程的顺利进行。

（1）了解病人的疾病情况。如病人曾患过哪些疾病、是否长期进行有效的治疗、服用药物的情况及服药后的反应等。

（2）了解病人的生活、起居情况。如病人的精神、饮食、排泄和活动情况，情绪的变化和心理状态，有无发生重大的家庭变故及身体各部位发生异常变化的情况等。

（3）了解病人的发病过程。简明扼要地向医生陈述此次就诊的不适、发病时间、伴随症状、处理经过及治疗效果等，并如实回答医生的询问。

2. 正确选择就诊医院

（1）了解备选医院及专家的情况。可通过医院网站，了解医院概况、科室设置及专家信息，避免仓促就医，以节省就诊时间和费用。

（2）了解门诊开放时间。综合医院的门诊开放时间为周一至周五全天和周六、日上午，其他时间只能看急诊。所有医院的急诊都是24小时开放。

（3）选择合适的就诊时间。通过医院的咨询电话，了解到有需要的医生后，再理性地安排好就诊时间。若不是特别急的病症，如定期体检、复诊等，可避开周一上午和每日的上午9:00—10:00的就诊高峰期，选择病人相对较少的时间前去就诊。

3．辅助物品的准备

（1）携带相关的病历资料。备齐看病所需要的资料，包括门诊病历本、诊疗卡和以前做过的辅助检查结果、化验报告等，方便医生查看以往病史记录，协助诊断。

（2）携带相关证件。在医院就医中必须携带如医保卡、社保卡、医院就诊卡、身份证等证件。

（3）携带足够的资金。病人可根据自己的病情携带现金、银行卡或信用卡等，以保证就医、相关检查、治疗的顺利进行。

4．为病人所做的相关准备

（1）药品的准备。根据病人的病情携带必要的药品。如心脏病的病人需随身携带硝酸甘油或速效救心丸，哮喘病人应随身携带平喘的气雾剂等。

（2）日常用品的准备。根据病人的实际情况配备物品，如水杯、纸巾、塑料袋、衣物、轮椅、拐杖等，以方便其的使用。

（3）衣着的准备。患者就医前，应穿着宽松、舒适的衣物和鞋袜，最好穿开襟的衣服，不要穿紧身及套头的服装，以方便检查和治疗。

（4）妆容的准备。就诊前不要化妆。有许多疾病如心脏病、肺结核、肝胆疾病，贫血等，各有其特殊的神态、气色，而化浓妆后，容易掩盖病人自然的面容，给正确诊断带来困难。

（5）特殊检查前的准备。在医院看病时需要做某些检查项目，如静脉抽血、腹部B超等，需要病人在空腹的情况下进行检查。但是，为防止空腹的病人在看病过程中出现低血糖等情况，护理员应为其携带适当的食品。

（6）特殊人群的准备。女性病人如果不是急病的话，最好不要在月经前和月经中去看病。许多人在月经前有腰酸、下腹坠胀不适、腿酸等症状，容易与慢性盆腔炎、盆腔结核等病症相似。月经期阴道流血，此时不能作阴道检查，且不适宜化验小便，因小便中易混入经血，从而影响小便化验结果的正确。

（7）心理准备。有些病人发现自己患病后，会忧心忡忡、过于急躁，导致焦虑、紧张等不良情绪的出现，从而引起身体的内在变化和反应，如血压的不稳定等。所以在就诊前，护理员或家属应尽量安慰患者，使其心情平静，同时安排病人不要在激烈的活动后或情绪急躁时就诊。

5．护送病患须知

（1）老年病人就医时要有专人陪护。

（2）护送者要熟悉病人的基本情况，并携带以往全部的病历资料及相关物品。

（3）就医过程中应随时观察病人的病情变化，如神志、面色、呼吸、脉搏等。

（4）外伤所致的颈、胸及脊柱损伤，应尽量减少搬动，从而减少颠簸造成的再次损伤。

（5）危重病人应选择就近的医院进行急救和治疗。

（6）对于进行输液、吸氧的患者，应随时注意观察液体和氧气管是否通畅。

（7）对于行动不便、认知障碍等患者，就医时应有两名陪同人员，以保证病人的人身安全。

（8）有伤口的病人，应注意伤口的出血情况，必要时进行重新包扎。

三、门诊就诊程序及须知

一般的疾病和慢性病，须到医院的门诊部就医。综合性医院按不同的科室分设门诊，并配有放射科、化验室、理疗科、B 超室及药房（中药房、西药房）等，其就诊程序（见图 2—1）如下：

1．就诊咨询

如果病人自己无法正确选择就诊科室，医院门诊部都设有咨询台和咨询服务人员，可咨询清楚后再到挂号室挂号。

2．候诊

挂号后直接到所挂号的科室候诊。就诊时按照号码顺序进行，等待期间服从门诊医务人员的安排，就诊时保持安静，减少不必要的走动，以促进门诊工作的有序进行。

3．就诊

按照护士的呼叫到诊室进行就诊。就诊时应向医生如实叙述病情、回答医生的有关询问、接受医生所做的相关身体检查。医生应诊后会有三种情况：

（1）对疾病做出初步诊断，提出治疗建议，在征得病人同意后给予治疗；或开具处方，并在交费后到药房取药。

（2）医生对诊断存有疑问，需要进一步化验或其他相关的检查。此时医生会征得病人的同意，然后根据具体情况开出各项检查单。

（3）对于病情较复杂，不宜在门诊进行诊断和治疗的病人，医生可在征求病人及家属的同意后开具留观处方或住院通知单。在接到到观察室留观或住院通知后，病人按医生的要求进行留观或住院检查及治疗。

4．医技科室的检查和治疗

需要进行化验或进行其他检查的病人，由接诊医生开出单据，然后持单据到交费处交纳费用后，到化验室或相关的科室进行检查。

（1）一般的常规检查可以即时进行。

（2）有些复杂的检查需要病人做特殊的准备，需要采取预约的方式。预约的方法是：先到有关科室进行登记、预约，然后按规定的时间、规定的要求做好准备后再去接受检查。

（3）一切检查结果都要交给接诊的医生，以提供诊断和治疗的依据。

5．离院、留院观察或住院

（1）经过医生的诊断或经过必要的检查和治疗后，有些病人就可以离开医院了。

（2）需要进行药物治疗者，应持医生开具的药方到交费处缴费，最后到对应的药房（中药或西药）领取药品。取药时，应注意查看有无具体的使用方法，如有疑问及时咨询。

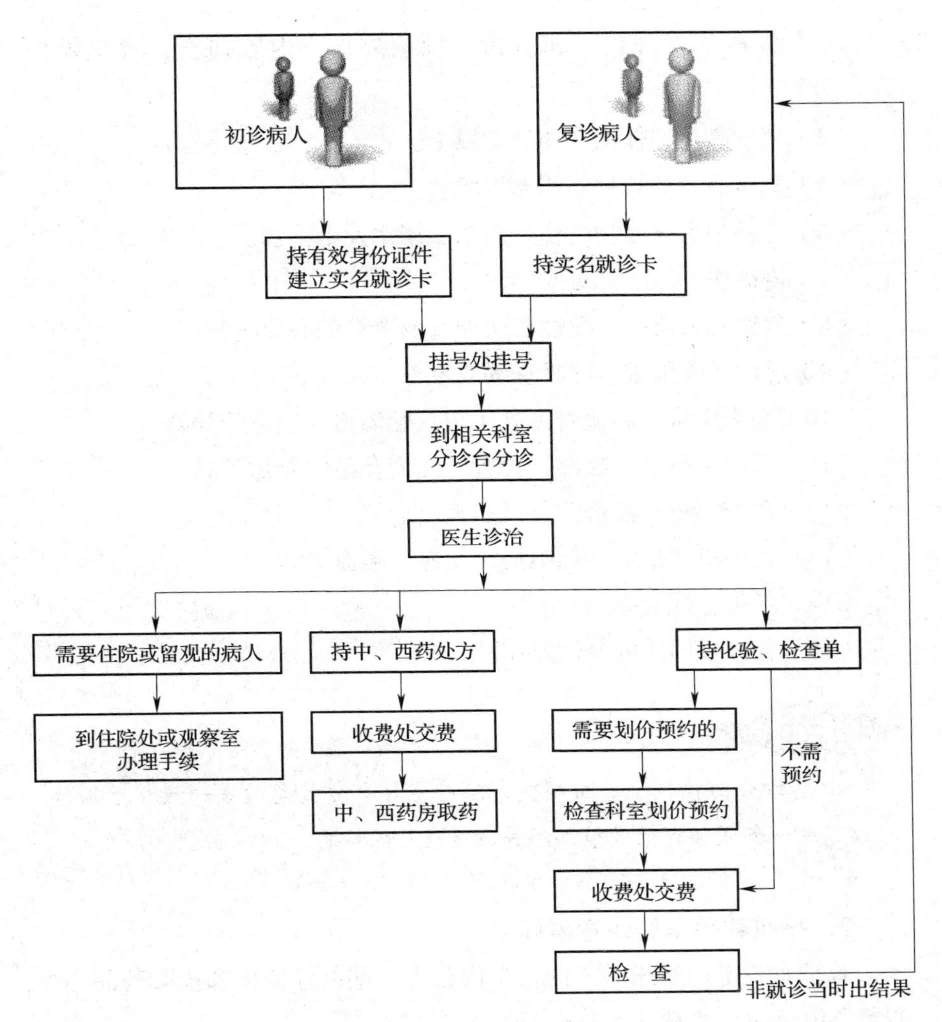

图 2—1　门诊就诊流程

四、急诊就医

1. 需要紧急就医的情况

病人在家中突然发生意外或患重病时，首先要保持冷静，然后以最快的速度求助于最近的医疗单位。如发生下列疾病必须紧急就医：

（1）各种原因引起的休克，如心源性休克、过敏性休克、感染性休克等。

（2）各种原因引起的昏迷。

（3）各种急性外伤，如骨折、颅脑外伤、内脏损伤、脊髓损伤等。

（4）突发高热，体温在38.5℃以上。

（5）急腹症。如各种不明原因腹痛。

（6）各种中毒、宠物咬伤、自杀、溺水及电击者。

（7）烧烫伤。

（8）急性心力衰竭、急性心肌梗塞及严重的心律失常。

（9）急性呼吸困难、呼吸衰竭或窒息。

（10）高血压病、脑血管意外（包括脑溢血、脑血管栓塞）。

（11）耳道、鼻腔、咽部、食管、气管及眼内异物等。

（12）急产、流产及产前、产后大出血等。

（13）各种急性出血。如呕血、便血、咯血等。

（14）各种急性炎症。

（15）各种慢性病的急性发作。

相关链接

急诊分为抢救室、留观室、治疗室等部分。急诊室一般位于医院大门的一侧或楼群的最前部，并设有醒目的标志。

2．呼叫救护车的注意事项

救护车是专门运送病人的，车内备有一些医疗器械和抢救药品。呼叫紧急电话时应注意：

（1）要确定对方是否是医疗救护中心。

（2）在电话中讲清病人所在的详细地址或标志性建筑物。

（3）说清病人的主要病情及症状。

（4）报告呼叫者的姓名、电话号码。

（5）挂断电话后，派人在住宅门口或交叉路口等候救护车的到来。

（6）准备好病人随身携带的物品等。若是服毒或食物中毒的病人，应把可疑的残留药品或残留食物带上。

（7）疏通搬运病人的通道。

（8）选择医院的原则：一是就近，二是医院的特色、专长。

（9）若有成批的伤员或中毒者，必须报告事故缘由，如煤气中毒、食物中毒等，并报告大致的人数，以便急救中心调集更多车辆和急救医生。

（10）呼叫信号发出后还未见急救车到来，可继续拨打120或999。

（11）救护车运送病人需要使用者承担一定的费用。

第二节 给 药 护 理

药物在预防、治疗疾病中起着重要的作用。为了保证病人合理、准确、安全、有效地用药，护理员必须了解用药的相关知识，指导病患合理用药，防止和减少不良反应，并做好家庭药物的保管工作。

一、药物应用基础知识

1．给药目的

（1）治疗疾病、减轻症状。如各种抗生素有控制感染的作用；抗风湿、抗结核等药物能够达到治疗的目的；镇痛药可以减轻疼痛，缓解病人的不适症状。

（2）维持人体正常的生理功能。如频繁呕吐、腹泻时，极易导致人体内的液体和电解质丢失，此时通过给药可及时补充体内水分，以满足生理代谢的需要。

（3）预防疾病、增强体质。如维生素、微量元素等服用后，可提高人体的免疫力及抵抗疾病的能力，达到预防疾病的作用。

（4）协助诊断。病人就诊过程中，医生根据其症状及体征需要进行相关的检查，如使用造影剂可作心脏冠状动脉造影，协助诊断冠状动脉是否狭窄及病变的程度等。

2．药物种类

药物的剂型（见图2—2）依据给药的不同途径可以分为：

（1）内服药：包括片剂、散剂、丸剂、胶囊、合剂、溶液等。

（2）注射药：包括粉剂、混悬液、油剂、水溶剂等。

（3）外用药：包括洗剂、软膏、溶液、滴剂、粉剂、擦剂、喷雾等。

（4）新颖剂型：粘贴敷片、植入胰岛素泵等。

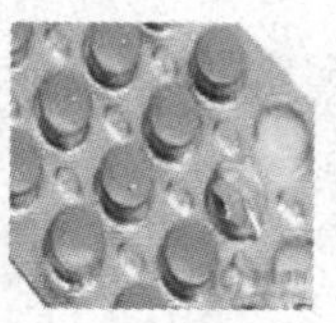
内服片剂

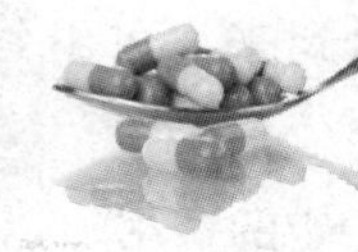
内服胶囊

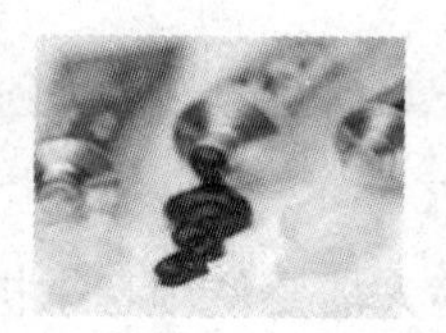
外用软膏

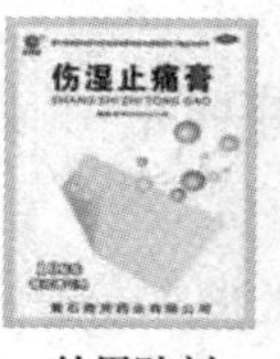

外用贴剂

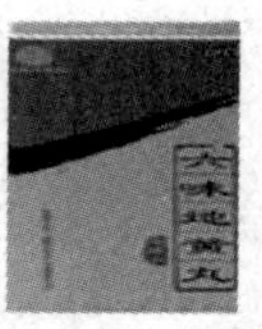
中成药

图 2—2　部分药物剂型

3．给药途径

护理员应根据医生处方和医生嘱托协助病人用药。常用给药途径有：

（1）口服给药法。此法安全、简单，是最常用的家庭给药方法。药物经口服到达消化道，经过肠壁吸收，再经血液循环到达全身各部分的组织细胞，从而发挥其全身疗效。

（2）舌下含服法。舌下含服的药物经过口腔黏膜吸收到达治疗目的。

（3）吸入给药法。气体或挥发性药物经口、鼻吸入，从而到达局部或全身治疗的目的。

（4）黏膜给药法。有些药物可以经口腔、咽喉、眼黏膜、鼻黏膜及直肠吸收。

（5）直肠给药法。有些油性栓剂可由肛门给药，由直肠吸收。

4．影响药物疗效的因素

（1）药物本身的原因。影响药物发挥疗效的主要因素有药物的剂型、使用方法、给药时间、是否联合用药等。

1）药物剂型。在口服制剂中，溶液比片剂、胶囊容易吸收；注射药物比口服药物吸收快。

2）药物剂量。剂量是指使用药物的量。绝大多数人使用的常用量就是药物的治疗量或有效量。若药物超过有效量，则可引起毒性反应。

3）给药途径。不同的给药途径直接影响药物的吸收，从而影响药效的发挥。在药物吸收速度方面，吸入给药比口服给药快、口服给药比皮肤用药快。

同一种药物不同的给药途径其药效不同。如硫酸镁口服时可产生导泻作用，而注射给药则产生镇静和降压作用。

4）给药时间。给药时间是医生依据每位病人的病情而制定的，如果有些药物给药间隔时间短、每日给药次数增多或连续给药的时间过长，可引起药物蓄积而发生中毒。

5）联合用药。联合用药是指为了达到治疗目的而采取的两种或两种以上药物同时或先后应用。如果用药方法不正确，直接影响药物发挥疗效甚至可引起药物的不良反应。

（2）机体的原因

1）病人的生理状态。性别、年龄、体重、营养状态等都会影响药物在人体内的代谢。

2）生活习惯或耐受性。病人是否为敏感体质，以及个体之间的差异都影响药物在体内的作用。

（3）心理因素

1）治疗态度。病人对治疗有信心时可增加药物疗效；反之，可导致药物疗效降低或无效。

2）认知程度。病人对药物治疗的了解和配合程度可影响药物疗效的发挥。

3）动机因素。病人是否积极、主动地接受药物治疗；对药物治疗疾病的态度如何，可以影响病人是否能按时服药。如有些病人不愿意接受药物治疗，就不会按时服药，有时甚至拒绝服药或藏药、扔药，这样做直接影响疗效。

4）药物依赖程度。药物依赖有身体方面的，也有心理上的。有些病人过分相信药物作用并且把精力全部集中在自己身上，极易造成不同程度的药物依赖。

5）家人的支持。病人的家属、亲朋好友应适时给予其关心、帮助和支持，安抚病人积极配合治疗，增强病人坚持治疗的信心，可大大提高其药物的疗效。

二、中草药服用常识

中药主要由植物药（根、茎、叶、果）、动物药（内脏、皮、骨、器官等）和矿物药组成。因植物药占中药的大多数，所以中药也称中草药，如图 2—3 所示。中草药的应用形式多种多样，有用药物加水煎后去渣留汁而成的汤剂，有研磨成粉末状的粉剂，还有丸剂、膏剂、酒剂、片剂、冲剂、注射制剂等。中草药是中医预防治疗疾病所使用的药物，也是区别于其他医学的重要标志。

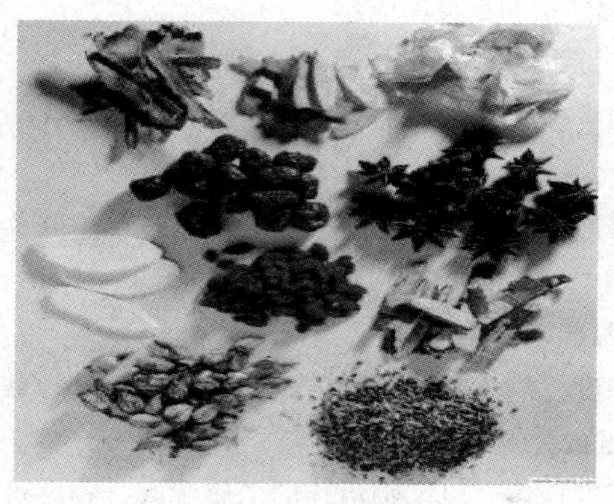

图 2—3　部分中草药

1. 中草药煎煮方法

中药的汤剂类型、煎药的方法、煎药所用容器不当，均会影响药物的疗效。

（1）煎煮前的准备

1）容器。煎药的器皿最好选用砂锅（见图 2—4），因为砂锅材质稳定，并具有传热均匀且不易粘锅的好处。此外还可用搪瓷锅、不锈钢锅、电动煎药锅，但是忌用铝锅、铁锅、铜锅，以防止这些金属物质与药物发生反应，影响药物疗效甚至对患者产生危害。

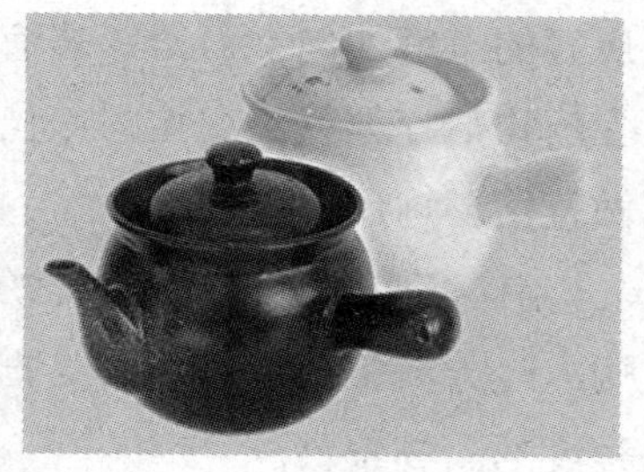

图 2—4　煎药砂锅

2）水。要将自来水在容器里放置数小时以后再用来煎药，这样可减少自来水中氯的含量。

提　示

1．中药在煎药前不用水洗，以防粉末类药材的丢失，如滑石粉及配药时捣碎的中药等。

2．如果发现药中有泥沙和土等，可迅速用水漂洗一下，切勿浸泡冲洗。

3．应到正规的药店抓药。

（2）煎煮中药的程序

1）浸泡。把药物倒入锅内铺平，然后加入冷水至高出药面 1 ~ 2 厘米，浸泡 0.5 ~ 1 小时（浸泡时间不宜太久，以免引起药物霉变）。冬季可用 20 ~ 30℃的温水浸泡以缩短煎煮时间（不能用开水浸泡，以防药物疗效降低）。

2）加热。一般药物在煮沸前用急火，而煮沸后改为慢火。但治疗外感风寒疾病的中药可在煮沸后继续用急火煎煮 5 分钟左右即可。

3）控制煎煮时间：根据药物和疾病的性质、有效成分溶出的难易程度和用药情况而定。

一般来说，头煎从沸腾开始计时，需要 20 ~ 25 分钟，二煎需要 15 ~ 20 分钟。

二煎也叫做复煎，是指头煎结束后，将药汁滤出，重新加入冷水至高出药平面 0.5 ~ 1 厘米，继续用急火煎煮至沸腾后改为慢火煎煮 15 ~ 20 分钟。

解表药：头煎煮 10 ~ 15 分钟，二煎煮 10 分钟。

滋补药：头煎煮 30 ~ 40 分钟，二煎煮 25 ~ 30 分钟。

（3）中草药煎煮注意事项。某些中药因质地等原因，煎法比较特殊，主要包括：先煎、后下、另煎、另炖、包煎、烊化、泡服、冲服、煎汤代水等。

1）先煎。为了增加药物的溶解度，降低药物的毒性，充分发挥疗效，矿物类和壳类中药，因质地坚硬，有效成分不易煎出，必须先煎，如牡蛎、龙骨、鳖甲等，应打碎先煎 20 ~ 30 分钟，再放入其他中药；有毒的药物，如乌头、附子等，要先煎 1 ~ 2 小时，先煎、久煎能达到减毒或去毒的目的。

2）后下。为了减少挥发油的损耗，防止有效成分被破坏，气味芳香，含挥发油多的药物，如薄荷、藿香、豆蔻、砂仁等，一般在汤剂煎好前 5 ~ 10 分钟入药即可。

不宜久煎的药物，如杏仁、大黄、番泻叶等也应后下。

3）另煎或另炖。贵重中药，如人参、西洋参、羚羊角、鹿茸等，应单独炖或煎 2 ~ 3 小时，还可以放入陶碗中加水入笼屉蒸，以防止有效成分被吸附、丢失。另煎或另炖的药可单独服用，也可同其他药混服。

4）包煎。带有黏性、粉末、伴有绒毛的中药宜包煎，即事先用纱布包好，再放入药锅一起煎煮。如朱砂、车前子等。

5）烊化。对于胶质、黏性大，又容易溶解的药物，与其他药物一起煎制容易焦化，应该在温水中慢慢搅拌，待溶化后，与煎好的其他药混合服用。如阿胶、鹿茸胶、饴糖等。

6）泡服。有些用量少、有效成分容易溶出的中药，可用少量的开水或煮好的中药液浸泡，半小时后去渣服用。如藏红花、胖大海等。

7）冲服。一些研成细粉或制成散剂、成药及液体药的中药需冲服。如珍珠粉、藕汁、紫雪散、止咳糖浆等。

8）煎汤代水。一些体积大而且吸收量较多的药物，如丝瓜络、金钱草等，应先与水煎煮，将所得的药汁去渣后再煎其他药。

2．中草药服用方法

服用的汤剂大多是一剂二煎或三煎，每天上、下午各服药一次。

（1）服用汤药的时间。按照中医的昼夜阴阳消长规律，服药时间直接影响药效的发挥以及副作用的大小。

1）饭前服：一般在饭前 30 ~ 60 分钟服药。如病位在下的肝肾虚损或腰以下的疾病；治疗肠道的疾病，也宜在饭前服药，防止受到胃内食物稀释的影响。

2）饭后服：一般在饭后 15 ~ 30 分钟服药。如病位在上的心肺胸膈、胃脘以上的病症，饭后服药可使药性上行。

3）空腹服：具有滋补作用的汤药，宜早晨空腹服用。如用于驱虫或治疗四肢血脉病的药物空腹服后，可使药物迅速入肠，并保持较高浓度而迅速发挥药效。具有泻下作用的汤药亦如此。

4）睡前服：一般在睡前 15 ~ 30 分钟服用。如补心脾、安心神、镇静安眠的药物，以及有积滞、胸膈病等。服药后要避风盖被而且卧床休息，使全身持续地微微发汗。

（2）服用汤药的温度。中医理论根据辨证把病情分为寒、热、真寒假热、真热假寒四类，因此汤剂服用应分温服、冷服、热服。

1）温服：一般药物均宜温服，药煎好后放一会儿，待其不冷不热时服。温服能和胃健脾，减少刺激，特别是对胃有刺激性的中药，如平和补益药物等。

2）冷服：适用于呕吐或中毒热证需服用的寒凉性中药；出血病人也要冷服；夏天或气候干燥时，如需服用热性汤药时，可凉服，以减弱其燥性。

3）热服：真热假寒者宜寒药热用。伤风感冒的药，宜趁热服下，以达到发汗目的；祛寒通血脉的药也如此；胃寒者服用苦寒性汤剂时，应凉药热服，以避免寒凉伤胃。

（3）服用汤药剂量。对体质虚弱、小儿或慢性病的病人而言，汤药剂量要小，并分多次给药；对年轻体质强壮或初起病者，汤药剂量宜大；服用发汗类、泻下类汤药时，应适可而止，以免太过损伤元气。

总之，护理员在协助病人用药时，要严格的遵照医生的嘱托，以保证药效的发挥，减少不良反应的发生。

（4）服用中草药注意事项

1）不要喝浓茶：因为茶叶里含有鞣酸，浓茶里含的鞣酸更多，与中药同服时会影响人体对中药有效成分的吸收，降低疗效。

2）不宜吃萝卜（服理气化痰药除外）：萝卜有消食、破气等功效，特别是服用人参等滋补类中药时，吃萝卜会降低补药的效果。

3）患有消化道疾病，如肝炎、慢性胃肠炎患者服用健脾、温胃和胃药时，禁食大蒜。大蒜中含有蒜素能刺激胃肠黏膜，使黏膜充血，直接影响药物的治疗作用。

4）不能吃辣椒，特别是热性病症，服清热凉血或滋阴降炎药时更不宜吃辣椒。

5）服中药煎剂及丸药时，宜忌生、冷、油腻。因为生、冷类食物刺激胃肠，影响胃肠对药物的吸收；油腻食物不易消化和吸收，而且油腻食物与药物混合更能阻碍胃肠对药物有效成分的吸收，从而降低疗效。

6）在服用清内热的中药时，忌食用葱、蒜、胡椒、羊肉、狗肉等热性食物。

7）在治疗“寒症”服用中药时，忌食生冷食物。

8）服发汗药时，忌服食醋和生冷食物。

9）服用补药时，忌食茶叶、萝卜等。

10）此外，患有疔疮、皮肤病者，忌食咸水鱼、虾、蟹及羊肉、牛肉等食物；水肿病患者忌食食盐；肝炎患者忌食辛、辣、油腻；服荆芥时忌服鱼、虾、蟹；服天冬时忌服鲤鱼；服白术时忌服大蒜等。

提　示

1. 现在不少病人倾向于用中草药治病，出现选药随意性。其实滥用中草药是有害无益的。中草药也有毒副作用和不良反应。

2. 服用补药要慎重。西洋参、红参、黄芪、冬虫夏草等补药，既能补养身体，又无毒无害，但服用应遵医嘱。

3. 不能过分夸大中药的疗效。对许多疾病要科学客观地对待，切不可因为盲目夸大中医药的疗效而延误了最佳的治疗时机。

三、家庭用药常识

1. 口服药服用常识

口服给药是最常用的给药方法，具有方便、经济、安全的特点。药物口服后经胃肠道黏膜吸收进入血液循环，从而发挥局部或全身的治疗作用。但不适用于意识不清、急救、频繁呕吐等病患。

（1）用药基本常识

1）要妥善保管好药物的包装及说明书，以免发生服用方法或服用剂量的错误。

2）中药与西药应错开时间服用，两者间至少错开 1 ～ 2 小时。

3）用药期间切勿因症状减轻而私自中断服药，需要停药、更换药物或减少药量时，应遵从医师的指导。

4）不同的药物不要在同一包装或容器内储存，避免使药物作用受到影响或变质。

5）药物由瓶内取出后，应避免再倒回去，以免污染整瓶药物及加速变质。

6）根据药物的特性，合理掌握服用方法：

①危重病人应喂药，不可强行灌药，以免造成呛咳、吸入性肺炎甚至窒息。鼻饲病人应将药粉用水溶解后，从胃管注入，再以少量温开水冲胃管。

②健胃药、增进食欲的药物，宜在饭前服用。

③助消化药、刺激性药，宜在饭后服用。

④止咳糖浆可覆盖在咽部黏膜表面，以减轻炎症对黏膜的刺激，服药后不宜立即饮水；若同时服用多种药物，应最后服用止咳糖浆。

⑤磺胺类药物服用后宜多饮水，以免因尿少析出结晶，导致肾小管堵塞。

⑥对牙齿有腐蚀作用或使牙齿染色的药物，如酸剂或铁剂，用饮水管吸服，避免与牙齿直接接触，服药后及时漱口。

⑦缓释药、胶囊类药物不可咬破，应直接吞服，以免药物受胃酸破坏或刺激胃黏膜。

⑧喉片、含片需在口内含化，不要直接咽下。

⑨氢氧化铝片应嚼碎后咽下，以便在胃中形成保护膜，保护胃壁溃疡不受胃内容物的刺激。酵母片应嚼碎咽下，以利吸收。

⑩服用发汗药物后要多饮水，以增加疗效。

7）口服用药应用白开水送药，不要以果汁、茶水、牛奶、咖啡、可乐等送药，以免影响药物疗效。

8）协助服药时，应让病人保持上身直立，便于吞咽。

9）遵守用药时间，按时服药。

10）服用药物后应注意观察病人用药后的反应，若出现异常立即就医。

案例与点评

某病人，63岁，近日咳嗽、胸闷，医生开出“止咳糖浆”让其服用。此后，该病人一咳嗽便喝“止咳糖浆”，随即用一大口白开水漱口，以清除药味。

【点评】 该病人不了解“止咳糖浆”服用的要求，更不了解“止咳糖浆”药物的特点。由于“止咳糖浆”对人体的咽部黏膜有安抚作用，故服药后不应立即饮水，否则将会降低药物的疗效。

（2）正确的给药方法

1）给药前应清洁双手。

2）拿取药物时，将药瓶或药盒的标签朝向自己，以便看清药物名称、浓度和剂量等内容。

3）依据不同药物剂型采取不同的取药方法

①固体药物（片剂、胶囊）：一手拿药瓶，另一手用药匙取出所需药量。

②液体药物：先检查药物性质并将药液摇匀。打开瓶盖后，将瓶盖内面朝上放置。用量杯量取药液，一手持量杯，拇指置于所需刻度，举起量杯，使所需刻度和视线保持水平，另一只手将药瓶的瓶签握于掌心部分举起，倒药液至所需刻度。药液倒取完毕，用清洁纸巾擦净瓶口。如需服用多种药液，在更换药液时，应洗净量杯。

4）对某些特殊的病人，应将药物放入研钵内彻底碾碎后再给药。例如严重食道静脉曲张的病人、鼻饲的病人等。

5）协助病人采取坐、立位；倒温开水或使用饮水管，协助病人服药。

6）服药后，协助病人取舒适体位，便于休息。

7）护理员应注意观察病患服药后的反应，若有异常，及时与医师联系。

2．注射药物应用的护理常识

注射给药的特点是吸收迅速完全、疗效快。对胃肠道吸收差或在胃肠道不稳定的药物（如胰岛素等）适用，对因危急、昏迷不能口服的病人适用。

（1）注射给药的方式包括：静脉给药、肌肉注射、皮下注射、皮内注射。

（2）注射给药的观察和护理。注射给药在医疗机构进行。当病人的病情需要进行注射治疗时，护理员应陪同前往，并掌握与注射治疗相关的基本知识。

1）静脉给药：包括静脉注射和静脉滴注。适用于输液、输血、静脉营养、采集血标本等。静脉注射的药物在血浆和组织中迅速达到高浓度易产生不良反应，因此应注意加强观察与护理。基本护理措施有：

①在进行注射前应协助病患排便与排尿，以减少静脉滴注中的活动次数。静脉滴注中如果发现注射部位出现肿胀、疼痛等情况，及时向医护人员汇报。

②静脉滴注给药的速度必须严格控制，护理员及病人均不能随意调节。如果发现滴速过快、过慢或液滴停止，及时寻求医护人员的帮助。

③注射过程中随时听取病人的不适主诉，及时向医务人员反映。

④长期进行静脉给药的病人，为保护血管，应注意血管的轮流使用，遵循先选择远端末梢静脉再到近心端静脉的原则。

⑤静脉注射后应观察治疗效果，如有异常及时与医师联系。

⑥静脉注射结束后，帮助病患按压针眼 5 分钟。

2）肌肉注射：药液注入肌肉组织后，可通过毛细血管壁进入血液循环，作用于全身。它适用于药物不宜口服和静脉注射的情况，以及注射刺激性较强或药量较大的药物。其护理措施有：

①注射时为了使臀部肌肉松弛，可以采取下列体位。

侧卧位：上腿伸直，下腿稍弯曲。

俯卧位：足尖相对，足跟分开。

坐位：便于医护人员操作，但坐位要稍高。

②陪护人员应协助病人保持局部与肢体不动，以防针头折断。

③长期进行肌肉注射者，若出现局部硬结，可采用热敷、理疗或外敷活血化瘀的中药，如金黄散等。

④肌肉注射的部位如有硬结、瘢痕、疖肿、破溃等，应注意注射部位的更换。

⑤观察治疗的效果，出现异常及时与医师联系。

⑥注射后当日不宜洗澡。

3）皮下注射：是将少量药液或生物制剂注入皮下的注射技术。皮下注射给药吸收缓慢而较为恒定。适用预防接种、局部麻醉及不宜口服给药。皮下注射护理措施有：

①经常进行皮下注射的病人，应注意更换注射部位，以保证药物的有效吸收。

②注射后应注意观察用药效果，如皮下注射抗凝药物后应观察局部皮肤有无出血现象等。

③注射部位的皮肤应保持清洁、干燥。

3．家庭用药注意事项

（1）从医院带回的药物必须依照医师指示服用，注意配伍禁忌。药店自行购买的药物，要严格按照使用说明书的要求服用，包括药物治疗的适应证、服用次数、剂量、使用方法等。

（2）药品应固定存放在安全可靠的地方，并保存在阴凉、干燥、避光、密闭的地方。

（3）内服与外用的药物应分开放置，并要有明显的标识。家庭用的洗涤剂、消毒剂及灭蚊、灭蝇、灭鼠等药物，应单独存放，并防止小孩、精神有异常的病人拿到。

（4）注意药物的使用期限；定期检查药品是否超过有效期或变质失效。如发现药品超过有效期；药片变湿、松散、潮解、有斑点；胶囊有开裂、粘连；丸药有虫蛀、霉变；糖浆、膏滋类药发霉、发酵，药水浑浊沉淀；眼药水浑浊有絮状物等情况时，均不能使用。

（5）服用药物应该饮用白开水，不能用饮料代替。不可干吞药物、药丸等，以防影响药物有效成分的发挥。

（6）服药后不可饮用含酒精的饮料。

（7）服药时，一般采取站立位或坐位，卧床病人不能站立时应协助其保持半坐卧位，便于吞咽药物。

（8）对于自行服药困难者应由护理员协助。服药时不要催促病人，切不可灌药，以防发生意外。

（9）服药期间，护理员应根据所服药物的药性特点调节饮食，注意饮食宜忌。

（10）给药期间，护理员注意观察病人用药后的反应，若出现异常应立即就医。

（11）护理员应协助长期用药的病人定期到医院进行随诊，必要时进行相关的检查。

四、常见外用药的使用

1．外用药物的分类

（1）溶液：是药物溶解于溶剂中所形成的澄清液体剂型，可供局部涂擦、洗涤、湿敷等。具有散热、消炎及清洁等作用。

常见生理盐水、75% 酒精、碘伏、3% 硼酸溶液、高锰酸甲溶液等。

（2）粉剂：是一种或多种药物均匀混合制成的粉末状制剂，具有吸收水分、保持皮肤干燥；减轻外界对皮肤的摩擦；散热、止痒作用。

常见氧化锌粉、滑石粉、炉甘石粉、淀粉等。

（3）洗剂：指专供涂抹、敷于皮肤的外用液体制剂，用水和乙醇为分散介质。具有消炎、散热、收敛、止痒、保护作用。

常见炉甘石洗剂、复方硫磺洗剂等。

（4）酊剂、醑剂：是药物的酒精溶液，具有消炎、止痒、杀菌作用。但禁用急性炎症、渗液糜烂的局部及皮肤皲裂处。

常见碘酊、复方水杨酸醑、酒精等。

（5）乳剂：是油和水混合并加入乳化剂而制成，兼具亲水性和亲脂性，又分为水包油型（O/W）和油包水型（W/O）两大类。前者能起到冷却、止痒的作用，后者具有保护、润滑皮肤、消炎、止痒等作用。

常见恩肤霜、皮康霜、达克宁霜等。

（6）油剂：是将药物与植物油混合而成的。具有清洁、保护、滑润、消炎、止痒等作用。

常见氧化锌油剂等。

（7）糊剂：是由大量药物粉末和液体石蜡、凡士林、羊毛脂、蜂胶等物质混合制成。一般有脂肪性糊剂和乳剂型糊剂两种类型。具有润肤、吸收少量水分、消炎、止痒等作用。

常见氧化锌糊剂等。

（8）软膏：是软膏基质和药物混合制成的一种均匀、细腻、半固体、具有适当稠度的外用制剂。具有润肤、消炎、止痒、软化痂皮、去除鳞屑、促进肉芽生长等作用。

常见鱼脂软膏、红霉素软膏、复方水杨酸软膏等。

（9）硬膏：指药物和固体或半固体的黏性机质混合，涂于布基或其他裱褙材料而成，是一种黏柔带韧性的固体剂。硬膏主要适用比较局限的慢性、肥厚、浸润的皮疹，但不适用糜烂渗液的局部。

常见氧化锌橡皮膏、肤疾宁贴膏等。

（10）栓剂：指药物与适宜基质制成的具有一定形状的供人体腔道内给药的固体制剂。栓剂在常温下为固体，当塞入人体腔道后，即在体温下迅速软化熔融或溶解而产生作用。

常见消炎痛栓、达克宁栓、痔疮栓等。

（11）贴剂：是一类经皮肤毛细血管吸收直接入血的外用制剂。

常见芬太尼透皮贴等。

（12）喷雾剂：指不含抛射剂并借助手动泵的压力将内容物以雾状等形态释出的制剂。按使用方法分为单剂量和多剂量喷雾剂；按分散系统分类为溶液型、乳剂型和混悬型。

常见好得快气雾剂、布地奈德鼻喷雾剂等。

2．外用药物的使用方法

（1）皮肤用药

1）湿敷剂用法：如2%硼酸溶液、0.1%雷夫奴尔溶液或0.02%呋喃西林溶液等。将无菌纱布浸泡于上述溶液中，用无菌镊子取出拧至半干，覆于病变部位至少放4 ~ 6层，上盖1 ~ 2层干纱布，必要时可用绷带包扎。若在身体皱褶部位湿敷，须使纱布与皮肤密切接触，手指、脚趾之间，应注意隔开。湿敷一般每日3 ~ 4次，直到局部渗液减少，再改换其他治疗方法。

油剂与湿敷剂并用时，先将油剂涂于病变局部，局部再盖以湿纱布，其余方法同湿敷。

2）粉剂用法：用粉扑或棉花蘸取药粉，均匀地散布于皮肤表面，一般每日数次。

3）洗剂用法：用前须先摇匀，然后用棉花或纱布蘸药液涂于局部，一日1 ~ 2次。

4）霜剂用法：先将手洗净后，用手指或手掌将霜剂薄薄地涂抹于局部，再稍用力揉搓，或用纱布涂抹，一日 1 ~ 2 次。涂药后不需绷带包扎。

5）软膏用法：用法有两种。

全身病变一般用涂擦法。需要穿干净的线衣或布衣，不用绷带包扎，一日 1 ~ 2 次。

局限性病变用软膏贴布。先将软膏平摊于纱布上，根据需要剪适当大小，贴于病变部，上覆盖纱布，然后用胶布或绷带包扎固定，每日更换 1 次。

提 示

1. 使用外用药之前，先将双手及患处清洗干净。

2. 清洁患处局部的涂药时，不宜用热水和肥皂。一般混悬剂用温水冲洗，糊剂用油类擦去。

3. 对于痂皮，应先消毒并用食用植物油软化后拭去。

4. 对脓性分泌物较多的患处，应先用生理盐水清洗，然后涂药。

5. 皮损处若见直径大于 0.5 厘米的水疱，要以消毒空针筒抽出其内容物，需要保留疱壁。

6. 有毛发的部位在用药前，应先剃去毛发，然后再上药。

（2）眼睛用药。用药前先将双手彻底清洗干净。戴隐形眼镜者，先将镜片取出。使用不同类型眼药水时，两者间至少相隔 5 分钟。先用药水再用药膏。同时使用不同类型的眼药膏时，两者间至少间隔 10 分钟。

若为悬浮剂，使用前先振摇均匀，并将药瓶口、眼睛周围清洁干净（清洁双眼时用两块棉纸分别沾湿拭擦，以免双眼相互感染）。操作者站于病人头侧，将病人的头往后仰并轻轻将下眼睑往下拉，嘱其向上看，右手持眼药瓶，将 1 ~ 2 滴药液滴入患眼下穹窿结膜囊内。而后放开眼睑，尽量保持 30 秒内不眨眼；或闭眼做眼球旋转动作，使药液接触眼球全部表面。另外可压内眼角以防止药液经由鼻泪管流入喉咙。

提　示

1. 眼药瓶瓶口不可接触眼球、手或其他物体，以防污染药液。

2. 如果滴消炎药水，先滴健侧眼睛，后滴患侧眼睛。

（3）耳鼻用药

1）鼻喷剂：先将鼻腔擤干净，并在使用前后将喷头清理干净（可用卫生纸拭净）。

气压式喷雾剂：将喷头放入一侧鼻孔中，捏住另一侧鼻孔，挤压药瓶按钮将药物压出，同时用鼻吸入，再由口呼气。

挤压式喷雾剂：将药剂出口放入一侧鼻孔中，迅速稳定地挤压药瓶按钮，将药物压出并迅速用鼻吸入。

2）鼻滴入剂：先将鼻腔擤干净。将药品滴入鼻孔中，仰卧 2 分钟，并慢慢转动头部。使用后将滴管用清水冲洗后再放回瓶内。注意药品勿与他人共用。

3）点耳剂：避免滴管碰触耳朵或任何表面。病患侧躺，患耳在上。吸取药液后，缓缓挤压药液使之流入耳道内（滴管不可插入耳内），点药后用干卫生纸拭擦滴管及瓶口。

成人点耳药时：将耳朵往后上方拉，促使药液往内流；保持相同姿势 5 分钟，必要时可用沾湿的棉球塞住耳道。

婴儿点耳药时：将耳朵往后下方拉，因为婴儿耳朵软骨尚未发育完全。

（4）口吸入剂。使用前将药液充分振摇。先呼气，然后将口吸入器放入口内，双唇含住口吸入器。用拇指和食指压出一个剂量，同时深深吸气再闭气，取下吸入器。闭气约 10 秒钟，然后缓缓呼气。使用完成后要拆下口器并洗净。

提　示

如果吸入剂内含有激素成分，应在吸药结束后漱口。

3．外用药物保管常识

（1）所有外用药应储存于阴凉干燥处。

（2）含凡士林的软膏、W/O 型乳膏受温度影响较大，储存时要保持适宜的温度，室温较高会发生有效成分的迁移，室温较低涂展性能较差。

（3）含有机溶剂的药水，要注意瓶塞的密闭，否则溶剂挥发后会析出结晶。

（4）妥善保管说明书，使用前仔细阅读使用方法、用法、用量、注意事项等。

（5）定时清理外用药，注意查看生产日期、使用期限。若药物已过期，应及时清理，并予以更换。

五、家庭常用药的储备

1．储备原则

（1）基本原则

1）选药要对症。在购药前，应首先明确治什么病，然后仔细阅读所要购买药品外包装上或药品的说明书，查看所列的适应证、禁忌证及不良反应等各项内容。看它是否与自己或家人、朋友所患疾病对症，确定对症后再购买。

如果病人病情复杂、严重，一般药品不能治疗时，应到医院请医生诊治，以免耽误治疗。对一些常见病，未经医生诊断也必须仔细分析病情症状及患病原因后再选购药品，以减少购药和用药的盲目性。

2）药物疗效要高。为了使疾病早日痊愈，应根据病人病情、体质、患病原因，选用既对症、效果又好的药品。

3）药物毒性要低。选择作用较好而毒副反应较低的药品。

4）药物价廉易购。避免舍近求远或无原则地滥用贵重药。药品好坏的关键在于疗效，贵药并不等于是好药。

（2）家庭药箱的基本配备。一般来说，家庭药箱的内容物分为工具性器材、消耗性器材及药品等三大类，见表 2—1。

1）工具性器材

①体温计（见图 2—5）：供测量体温之用。常见的有水银温度计和电子体温计，使用时注意各种体温计的正确使用方法。

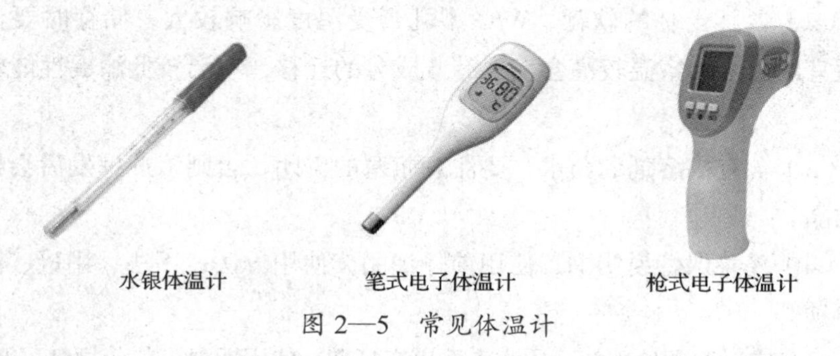

水银体温计　笔式电子体温计　枪式电子体温计

图 2—5　常见体温计

②血压计（见图 2—6）：供测量血压之用，目前比较常见的是电子式和水银式血压计。虽然水银式血压计的测量结果比较准确，但在操作上比较困难。因此，建议优先使用通过检验的电子式血压计。

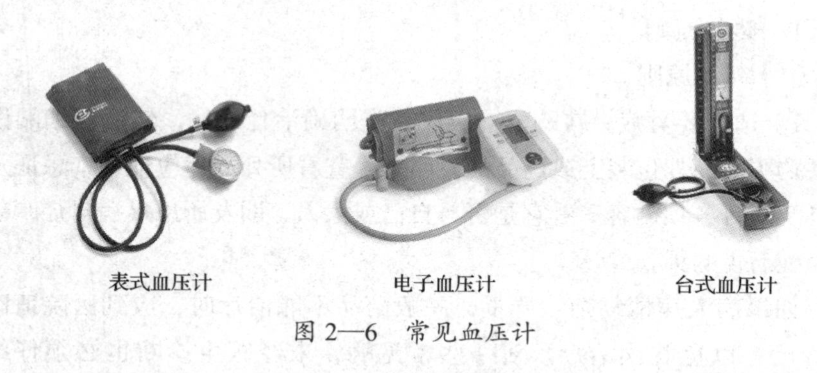

表式血压计　电子血压计　台式血压计

图 2—6　常见血压计

③小型手电筒：主要用来查看比较深的伤口或眼睛、喉咙、外耳道等，有时也可以用来检查瞳孔的大小、对光反射等。

④处理伤口或包扎的器具：如镊子、绷带、剪刀等，剪刀通常是钝头型设计，一般不会伤到皮肤，如果用一般的剪刀来代替，使用时要格外注意安全。镊子主要用于夹出异物，也建议选用钝头型设计的产品。

2）消耗性器材。建议使用小包装且经过无菌处理的器材。

①消毒纱布：供覆盖伤口之用，通常采用无菌包装，有多种面积的产品可供选择。其中 2 寸纱布的使用频率最高，较大的纱布可用于面积比较大的伤口。

表 2—1　　家庭药箱的基本配备

类型	名　称
工具性器材	体温计、血压计、小型手电筒、处理伤口或包扎的器具
消耗性器材	消毒纱布、绷带、胶布、消毒棉棒（棉签）、创可贴、消毒棉球等
药品	内服：感冒用药、肠胃用药、镇咳平喘用药、消炎药、退热药等
	外用：消毒药水、生理盐水、含抗生素成分的消炎药膏、皮肤用药等
其他	一次性手套、一次性口罩、冰袋等

②绷带：主要是把纱布等敷料固定在伤口上，有各种宽度的产品，可按照实际的用途来选购。四肢或手指的伤害使用网带更方便，弹性绷带可用于伤肢加压、预防水肿等，但须在医师建议下使用。

③胶带：用来固定敷料或绷带的，如常见的 3M 纸胶带。另外还有减敏胶带，一般不会引起皮肤的过敏反应。如果长期使用纸胶带会发生皮肤痒或起疹子等情况，此时可使用减敏胶带。

④棉棒（棉签）：用来沾消毒药水涂伤口。

一般的棉花棒很短，可用于清洁的目的，但不适合伤口的处理。应选择小包装、经过灭菌的长棉签。

⑤创可贴：集合了纱布、绷带、纸胶的功能，在小伤口的处理上非常方便。

⑥酒精棉：即独立真空包装且含有酒精的棉片。用于消毒皮肤或器械。

⑦其他：例如一次性手套、无菌手套等，在处理伤口时能带来很多方便。

3）常用口服药物的储备

①感冒用药：感冒大都由病毒引起，治疗上主要是以减轻症状为

主。感冒药依其所含的主要成分分为单方药物和复方药物。单方药物大都是解热镇痛剂、治鼻塞流鼻水的抗组织胺、止咳药物等；复方药物内含多种成分，可同时缓解多种感冒症状，如发烧、头痛、喉咙痛、流鼻水、鼻塞、咳嗽等。

②肠胃用药：常见制酸剂和止泻药物。此类药物大都不需要医师处方就可以在药房买到。

③退热止痛药：可以起到退热发汗、缓解肌肉关节疼痛等作用。

④止咳化痰平喘药：主要是止咳、稀释痰液使之容易咳出的作用。

⑤抗生素类药物：这类药品可以有效控制感染，常用于呼吸道、消化道、泌尿道和皮肤等多种炎症。此类药品要有医生处方才能购买到。

4）外伤用药的储备

①消毒药水：通常以碘溶液来取代双氧水，作为伤口消毒之用。碘对细菌、霉菌、病毒等都很有效，为广效型的杀菌剂。但是头颈部尤其是面部的伤口应使用生理盐水清洗伤口，避免出现色素沉着、形成色斑点等问题。

②生理盐水：主要用于小范围内清洗伤口、黏膜。尽量不要选用大瓶装，以防一次开封后用不完造成浪费。

③抗生素消炎药膏：主要防止伤口发炎感染，适合小的伤口，如擦伤或裂伤等。

④皮肤用药：被蚊子、蚂蚁叮咬或是接触毛毛虫等，选用外用的药膏如含薄荷油、薄荷、樟脑油、甲基水杨酸、丁香油等成分的万金油、绿油精，可减轻痒、痛等不适症状，使人感到清凉舒适。

⑤止血药物：较轻的外伤多采用压迫止血，如出血较多压迫止血效果不好，可用药物止血。

提　示

创伤伤口较大且有污染时，须及时去医院进行处置，并遵医嘱注射破伤风针剂。

5）心脑血管病人的药物储备。心脑血管病人的药物应根据医师的建议进行储备，这类药物大多属于处方药。

提 示

1. 在家庭药箱的基础上，再备1个急救小药盒。应急药品应从药箱每类中选出一种构成。

2. 药盒要防水、防潮、可随身携带。

3. 提醒患病的老年人出门时，一定随身携带急救药品及写有姓名、疾病、家庭地址、联系电话的卡片，以备发生紧急情况时可以实时获得救助。

2. 家庭药箱配备常识

（1）家庭药箱分类常识

1）按家庭成员年龄结构分类。如果家里人口多，应根据年龄结构将成人、儿童和老人的药品进行分别储存，如果家中有慢性病患者还应配有专用药箱。

2）按药物的用途分类。外用药和内用药分开，特殊用药与常规用药分开。

（2）药物配置常识。家庭药箱储备药物的目的是遇到小毛病能得到及时治疗、尽早控制，或至少能在去医院前做一些临时处理。但对自己不能确诊或症状较重、变化较大的疾病，不得擅自用药，尤其小儿生病时，发病急、变化大，小儿自己难以表述，此时应及时到医院诊治。对成年人突发的各种病痛，以及老年人原有慢性疾病的突然变化等，都应及时到医院诊治。

家庭配置的常用药物分为内服药和外用药。

1）内服药

①感冒类药：如感冒清热冲剂、感冒软胶囊、速效伤风胶囊、新康泰克、白加黑感冒片、银翘解毒片、板蓝根冲剂等。

②解热止痛药：如去痛片、扑热息痛、阿司匹林、泰诺林等。

③消化不良药：如多酶片、乳酶生、山楂丸、吗丁啉等。

④胃肠解痉药：如复方颠茄片、普鲁本辛等。

⑤镇咳祛痰平喘药：如祛痰灵、急支糖浆、沐舒坦、蛇胆川贝液、复方甘草片等。

⑥抗过敏药：如扑尔敏、赛庚啶、息斯敏、苯海拉明等。

⑦镇静催眠药：如安定、舒乐安定、思诺思、苯巴比妥等。

⑧抗菌素：如复方新诺明、氟哌酸、头孢氨苄胶囊（先锋Ⅳ号）等。

⑨止泻药：如黄连素、易蒙停、思密达等。

⑩通便药：如麻仁润肠丸、杜密克、福松散剂、通便灵等。

此外，家庭中有慢性疾病者应根据病情配备急救药，如硝酸甘油、速效救心丸、复方丹参滴丸、消心痛、开博通、降压0号、舒喘灵气雾剂等。夏季还应储备解暑药如人丹、十滴水、藿香正气水等。

2）外用药

①外用止痛药：如伤湿止痛膏、关节镇痛膏、麝香追风膏、红花油、扶他林乳剂等。

②外用消炎、消毒药：如安尔碘、75%酒精、碘伏、双氧水、高锰酸钾粉、烫伤膏、百多邦、好得快喷雾剂、氯霉素眼药水、四环素眼膏等。

③外用止血药：如云南白药、明胶海绵等。

④其他外用药：创可贴、风油精、清凉油、开塞露、冰袋等。

（3）药物保管常识。家庭小药箱最好是分格型的盒子，不要用纸盒等易受潮的东西做药箱。家庭储备药品的保管应做到的三项原则、五项注意：

1）三项原则

①忌温度过高。较高的气温容易使药物发生霉烂和虫蛀，变质失效。如各种疫苗、生物制剂、酶制剂须在2～8℃的低温环境下储藏；含有挥发性成分的药物，如酊剂和含挥发油的中药（如薄荷、丁香、桂皮、细辛等）要在低温干燥条件下保存；各种胶丸、糖衣片要低温干燥保存，防止药物发生变形或粘连。但镁剂、鱼肝油乳剂等药物在低温下容易分层，所以不适低温保存。

②忌湿度太大。许多药物要求在干燥、通风条件下进行密闭或严封的保存。例如阿司匹林，在干燥情况下比较稳定，当它接触水分后就渐渐分解成醋酸和水杨酸，后者对胃有较大的刺激。吸潮后糖衣片的糖衣会变色；糖浆剂易发霉、生虫；固体药物常粘结成块；浓厚的药物可变

稀。潮湿的空气还能使维生素 A、维生素 D、肾上腺素、苯酚等许多药物氧化变质。

③忌光线照射。光线中的紫外线会使药物发生一系列化学变化。如维生素 D_2 在紫外线的照射下，会产生有毒物质。所以对光敏感的药物，要避免日光直接照射，可用深色容器储藏，或者在无色玻璃容器之外包上不透明的黑、蓝色纸。

2）五项注意

①品种必须精简。家庭药箱内的药物品种宜筛选那些安全、必备、便于保存、适于家庭使用的药物。保存的品种以片剂、丸剂、散剂和少数几种外用剂型药物为主。内服的液体制剂容易发霉变质，不应久存。家庭成员中有患某种慢性疾病者，应特意储备防治该病的药品。如患有冠心病心绞痛的老人，应常备硝酸甘油、速效救心丸等药物；患有支气管哮喘的病人，应常备解痉平喘的药物。

②标记必须醒目。药物应分门别类、整齐有序地储放。原包装完好的，可以原封不动；零散的应分别装入棕色玻璃瓶内，将盖拧紧，并贴上醒目的瓶签，写清药物名称、规格、用量和用法，还要注意药品的出厂日期及有效期。一个药瓶装一种药。外用药最好用红色瓶签或用红笔书写。

③存放必须恰当。药品箱应存放在儿童拿不到、成人又方便使用的地方，药箱外最好加锁保存。对于急救类的药物，应单独放在较显眼易取用的地方。

提 示

1．消毒、灭蚊蝇、灭蟑螂、杀鼠等特殊药品绝不可放在小药箱内。

2．药箱要置于小儿触摸不到的地方，以防小儿将糖衣药品当做糖豆误服。

④定期清查及时更新。定期清查药物的有效期，可从药品的外观上加以鉴别。如发现片剂疏松、变色或有色斑；糖衣变色、粘连或开裂；胶囊粘连、开裂、严重变形、药物漏出；丸剂粘连、霉变、虫蛀；散剂

结块、发霉；眼药水变色、混浊或产生絮状物、沉淀；酊剂挥发过多（药物浓缩）、变色，产生大量沉淀；糖浆剂发霉、发酵、冒气；软膏酸败、异臭、变色、结晶或油层析出。以上情况说明药物已失效，必须及时丢弃并更换。

⑤保存药物说明书。药品储存必须保留说明书，并与药品存放在一起，最好与原包装一同保存。

（4）过期药品的清理方法。药箱中的药品要及时清理，一般每3～6个月清理一次。对于过期的药品其正确的处理方法是：

片剂、丸剂、胶囊剂型药品：先用纸包好，再投入密闭的纸筒内丢弃。

滴眼液、外用药水、口服液等液体制剂药品：分别倒入下水道冲走。

软膏制剂药品：将药膏从容器中挤出，收集在信封内，封好后丢弃。

喷雾剂类药品：在户外空气流通较好处，并避免接触明火的条件下，彻底排空。

针剂、水剂类注射药品：连同完整的外包装一起，投入密闭纸筒内。

另外，也可以统一交到各药店处理。

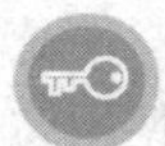

思考与练习

1. 陪伴病人就诊前须知的内容有哪些？
2. 门诊病人医疗就诊的流程是哪些？
3. 呼叫救护车的注意事项有哪些？
4. 中草药服用的常识包括哪些？
5. 家庭用药有哪些注意的事项？

综合训练

1. 模拟医院门诊场景，展示陪伴病人就诊程序。
2. 随机抽取一副中草药，将其煎煮成供病人服用的汤药。

3 第三章　病患饮食起居护理

第一节 病患饮食护理

一般情况下病人每日膳食中的蛋白质食品（如牛奶、蛋、鱼、肉、豆制品）要略高于常人；食物以鲜活为好，忌食放置过久的动物性食品；多食天然、绿色、应季的蔬菜水果。

合理安排好病人在治疗及康复期间的饮食、起居，满足病人体内所必需的营养并创造良好的休养环境，可达到增强其抵抗力，加快疾病的康复的目的。

一、健康膳食

病患康复后应按照《中国居民膳食指南》合理搭配日常饮食，《中国居民膳食指南》为人们提供最科学的健康膳食信息，其核心内容有 10 条：

1. 食物多样，谷类为主，粗细搭配。
2. 多吃蔬菜、水果和薯类。
3. 每天吃奶类，大豆或其制品。
4. 常吃适量的鱼，禽、蛋和瘦肉。
5. 减少烹调油用量，吃清淡少盐膳食。
6. 食不过量，天天运动，保持健康体重。
7. 三餐分配要合理，零食要适当。
8. 每天足量饮水，合理选择饮料。
9. 如饮酒应限量。
10. 吃新鲜卫生的食物。

提　示

1. 为减少食用油的摄入，可多做炖菜，涮菜、清蒸、凉拌菜。
2. 减少煎、炸食品的摄入。
3. 除了炒菜中的盐，还要考虑酱油、调味料、咸菜、酱豆腐、大酱中的盐。
4. 尽量少吃反季节的蔬菜、水果。

二、病患饮食种类

1. 普通饮食：与健康人的饮食相仿，没有特殊要求的病人适用。

2. 软食：食物便于咀嚼易消化、饭菜少渣、不油炸。适用于消化不良、胃肠疾病、咀嚼不便、低热、术后恢复期的病人。

主食首选：软米饭、面条、小馒头、花卷、馄饨、饺子、发糕、肉龙。

菜品首选：绿叶菜、菌类、豆制品、鸡肉、猪肉、牛肉（做法必须软、嫩）。

3. 半流质食物：介于软食与流质饮食之间，外观呈半流体状态，是限量、多餐次进食形式。食物必须细软、选用营养价值高，含极少量的纤维素的材料。半流质食物水量大，适合发热、消化道疾病、手术后、口腔疾病不能咀嚼和吞咽困难的病人。

如大米粥、小米粥、面条、面片、肉末粥、碎菜粥、蛋花粥、馄饨、蒸蛋羹、蛋花汤、牛奶、酸奶、嫩豆腐、豆腐脑、果汁、果泥、果冻、西瓜、熟香蕉、菜泥、菜汁、嫩碎菜叶；各种肉汤、肉末、鱼片、泥糊状食品。可以用打碎机将一些食物（如各种豆类、各种干果、鱼肉、虾肉等）打碎煮粥、做汤均可。

4. 全流食：是一种液体、无渣，不用咀嚼易于消化和吞咽，在口腔内能融化为液体，比半流质饮食更易于吞咽和消化无刺激性的食物。流食适用于极度衰弱、无力咀嚼食物的重症患者。如高烧、口腔、面颊部及外科大手术前后以及急性胃肠炎、食道狭窄等疾病患者。此种膳食只能短期应用，作为过渡期的膳食。需用营养价值高的各种食材制作。

如牛奶及奶制品、蛋白粉、豆浆、藕粉、稠米汤、杏仁茶、蛋花汤、肉汤冲鸡蛋、牛奶冲鸡蛋。杏仁豆腐、酸奶、冰淇淋、可可牛奶、牛奶冲藕粉、菜水、西红柿汁、鲜果汁、煮水果水、果茶、果冻、清鸡汤、清肉汤、肝汤等。

5. 鼻饲饮食：适合因病不能口腔进食者，经鼻插入胃管，以保证病人营养的摄入。

如混合奶（奶中加蛋黄、加鱼泥、虾泥）、果汁、无渣汤汁。用注射器抽取管饲饮食，缓慢的注入胃管，进食量由少量开始逐渐增加，一次不超过 200 毫升。

6. 高蛋白饮食：因病情需要增加蛋白质摄入的病人，如大面积烧伤、大手术后恢复期、肺结核、伤寒、哺乳期等病人。

含高蛋白的食物：蛋类、奶及奶制品、蛋白粉、瘦肉、鱼类（动物性蛋白的营养价值高），植物蛋白如干果、大豆及豆制品等。

7. 低蛋白饮食：适用饮食中不宜过多摄入蛋白质的病人，如肾病、肝昏迷等病人。

8. 低热量饮食：适用需减轻体重的肥胖人士，如过于肥胖的糖尿病病人。饮食中减少肥肉、蛋、奶油、油的摄入。

9. 高热量饮食：适用需要补充营养的病人，如营养不良、疾病的恢复期。饮食中多添加蛋类、奶及奶制品、肉类、鱼类等食品。

10. 低盐饮食：适用需要限盐的病人，如心衰、肾脏疾病、严重水肿的病人。

11. 少渣饮食：适用食物中尽量不含纤维素的病人，如胃肠疾病、胃肠道术后、肛肠疾病。

12. 少油饮食：适用饮食中需要限油的病人，如胆囊炎、胰腺炎等病人。

三、饮食与疾病

许多疾病的发生都与饮食有密切的关系，营养过剩、缺乏营养或缺少某一类营养素，都会引起不同的疾病。为此，医学专家把不良的饮食习惯和不合理的膳食结构称为疾病的危险因素。

随着人们生活水平的提高，人们享足了口福，但美味佳肴造成的饮食不科学、营养过剩、热量过高，引起肥胖、糖尿病、高血压、高血脂、冠心病等发病率也逐年上升。吃得“好”并不等于健康，只有吃得科学、合理才能“吃出”健康。

1．食物过量影响健康

（1）高脂饮食引起的便秘与胃肠道肿瘤有关，如结肠癌、胃癌、前列腺癌。

（2）蛋白质摄入过多或摄入不足均可以促进肿瘤的发生如直肠癌、胰腺癌、肾癌、乳腺癌。

（3）食物过于精细、过于成品化，食物不够多样化、食物中缺乏膳食纤维，使结肠癌的发病几率增加。

（4）热量过多会引起肥胖、而肥胖又是高血压、心脑血管病、糖尿病及部分恶性肿瘤的危险因素。

（5）高盐饮食与高血压密切相关，世界卫生组织推荐每人每天6克盐。而我国居民，尤其是北方的广大地区居民食盐量远远超过上述标准。

2．营养素缺乏影响健康

（1）蛋白质缺乏：会阻碍细胞和组织的正常发育，生长发育迟缓、免疫力下降、严重缺乏引起的营养不良会危及人的生命。

（2）脂肪的缺乏：影响大脑的发育，造成营养不良、发育迟缓，引起某些皮肤病，造成脂溶性维生素的缺乏。

（3）碳水化合物缺乏：使生长发育迟缓、体重减轻，容易疲劳、头晕。

（4）缺钙：使骨骼和牙齿发育不正常，可引起佝偻病和手足抽搐。

（5）缺铁：会造成缺铁性贫血、氧的运输供应不足、免疫功能降低，影响生长发育。

（6）缺锌：会造成食欲不振、味觉减退、异食癖，可导致生长迟缓、矮小症，智力低下、免疫功能下降容易感冒。

（7）缺碘：地方性甲状腺肿，俗称大脖子病，小孩会有不同程度的智力缺陷、学习能力低下，生长、发育受到影响 。

（8）缺乏微量元素、维生素：影响身体正常发育，也使某些肿瘤的发病率增加。

另外，因为进食不节制，暴饮暴食，会出现急性胃扩张、消化不良、急性胰腺炎；对某些食物过敏，会引起过敏型荨麻疹、过敏性结肠炎、过敏性哮喘、过敏性水肿；河豚鱼、毒蘑菇、发霉的甘蔗、扁豆加工不熟时会发生食物中毒。

3．食疗控制疾病

（1）冠心病人应控制热量、保持体重，饮食中减少脂肪、动物内脏及胆固醇高的食品和糖的摄入，禁饮烈性酒、忌烟。

（2）糖尿病病人应控制饮食、控制热能，限制糖及动物性脂肪的摄入，多食含有高纤维素的食品，适当增加运动量。

（3）高血压、高血脂病人要减少食盐、脂肪的摄入，低胆固醇饮食，保持体重，增加运动。

（4）患胃病时要少量多餐，少吃油炸食品。

合理安排饮食，做到食物多样、平衡、适量，才能起到延缓衰老、提高免疫功能、提高生命质量的作用。

良好生活方式的四项措施：合理膳食、适量运动、戒烟限酒、心理平衡。

四、病患饮食的制作

1．制作要求

注重食物的色、香、味、形，可引起病人的食欲。

（1）保证病人饮食规律、卫生。根据病情不同可增加就餐的次数，注意营养搭配，做到品种多样、比例适当、饮食定量、调配得当，富含优质蛋白、多种微量元素、丰富的维生素和适量的膳食纤维，以增强细胞活力，促使身体早日康复。

（2）生食和熟食分开保存。制作生食后，应将所用刀具、砧板和案板清洗干净（尽量做到生、熟分开）。食品一次不可做的太多；从冰箱中取出的剩饭菜要充分加热后再食用。

（3）婴幼儿及孕产妇的食物必须新鲜，并尽可能立即食用。

（4）水果应该去皮，蔬菜用清洁的水完全洗净。

（5）进餐后及时将盘子、锅等餐具清洗干净，并放在架子上控干或晾干。

2．病患基本饮食制作（普通饮食、半流食、流食）

（1）普通饮食制作。普通饮食与健康人的饮食相仿，适用于各种疾病的恢复期、没有消化道疾病的病人。对于特殊需要补充营养的病人，可以适当补充营养素。

1）养心护心食品：鱼类、豆类及豆制品、禽类、坚果、燕麦、大蒜、绿茶、人参。

2）养肝护肝食品：米、面、海鲜、牛奶、蛋类、水果、蔬菜、蜂王浆、绿茶等。

3）健脾养胃食品：小米、南瓜、百合、莲子、山药、大枣、木瓜、大蒜等。

4）健脑益智食品：黄豆粉、鸡蛋、海鱼、核桃、芝麻、豆制品、松子、瓜子等。

5）补血补气食品：糯米、动物的肝脏、紫菜、大豆、菠菜、芹菜、枣、桂圆、山药等。

6）养肺润肺食品：梨、蜂蜜、萝卜、番茄、莲藕、金橘、山药、百合等。

7）明目养颜食品：鱼类、肝脏、红枣、胡萝卜、枸杞、海带、银耳等。

8）强健筋骨食品：牛奶、豆制品、鱼类、海带、虾皮、芝麻、动物骨头、绿叶菜等。

9）滋阴壮阳食品：动物的肾脏、虾、黑米、黑芝麻、黑木耳、乌鸡、海带、紫菜等。

10）排毒抗癌食品：猪血、番茄、蜂蜜、海带、木耳、香菇、黄瓜、大豆、绿豆等。

（2）半流食制作

1）鸡汤（肉汤）蛋羹，牛奶蛋羹。将 1 ~ 2 个鸡蛋打入盛有 50 毫升鸡汤（肉汤）或牛奶的碗中用打蛋器打成蛋汁，微火蒸约 15 分钟，出锅后据病人的口味调味。

2）小米粥。先将小米洗干净后浸泡 30 分钟，1 份小米加 10 份冷水，大火煮开后，小火继续煮 30 分钟，关火焖 10 分钟。

3）红薯粥（南瓜粥、山药粥）。将 1 小块红薯（约 50 克）洗净、去皮、切成 1 厘米大小的方块。先以 1 份米，10 份水的比例煮大米、小米成粥，20 分钟后，将红薯（或南瓜、山药）放入粥锅内再煮 10 分钟，粥熟红薯亦熟。

4）酸奶南瓜糕冻。将 100 克南瓜去籽、去皮用保鲜膜包好，放入微波炉中高火熟后碾碎。将 1 大匙白糖和 0.8 克琼脂加入 1/2 杯水中煮 1 ~ 2 分钟。将南瓜和糖水逐渐搅拌均匀，冷却定型，浇上酸奶即可。

5）糯米桂圆粥。汤锅中加入 600 毫升水煮开，将洗净的糯米 80 克，桂圆肉 80 克加入沸水中煮成粥，加白糖 80 克即可。糯米可先加水浸泡30分钟，以节省煮沸时间，水沸后要不时地搅拌，以免糯米粘锅。

（3）流食制作

1）煲汤。煲汤时，将鱼、鸡、肉整块或切成小块浸泡在水中，随着水温升高，食物中的蛋白质凝固，快熟时加少许的调味品或枸杞、参类等补品。口味宜清淡，煲的汤不宜过油腻，喝汤的同时如果病情允许可将肉制成肉泥食入。

2）果汁

① 使用榨汁机榨制果汁。将瓜果洗净、去皮、去核，切成小块，放入榨汁机中榨出果汁。

② 压榨式果汁制作。将瓜果清洗净、去皮、去核，再用擦子将瓜果擦成丝放入漏勺中用勺挤出汁。

提　示

注意，每次使用榨汁机前后都要清洗干净，擦干后收藏。

3）蛋黄糊。将鸡蛋洗净，冷水放入鸡蛋煮10分钟，剥去蛋白取出蛋黄，根据需要将蛋黄碾碎混入奶中，或加入米汤、鸡汤、肉汤调成糊状。可以作为流食直接喂食，也可以作为鼻饲奶灌入病人的鼻饲管中。

4）鼻饲混合奶。牛奶800毫升，蛋黄3个，香油20毫升，糖45克，盐2.5克，用米汤补足至1000毫升。具体配制方法：将蛋黄、香油、白糖、米汤混合，搅拌数分钟至均匀；然后将牛奶煮沸，稍晾凉一会儿即冲入之前搅好的混合物中，边冲边搅，勿使鸡蛋结块；加入食盐，滤去粗渣，待温度适宜即可鼻饲。

5）鱼泥、虾泥

①新鲜的鱼（首选海鱼）、虾洗净，切开、用刀在切开处轻轻地刮成泥状，锅中放油，清炒放一些料酒去腥味，炒熟后再放少许盐（做鱼泥最好选择无刺或刺少的鱼）。

②先将鱼做熟后，取一部分无刺的鱼肉再碾成泥，加一些菜做成鱼

肉菜泥。

鱼泥、虾泥制成后加入适量汤汁做成流食可直接喂给患者食用，也可以从鼻饲管中打入患者的胃中。

6）鸡肉、鸭肉泥。制作方法和制作鱼泥、虾泥方法基本相同；可以先将一些鸡肉、鸭肉用打碎机打碎，再做成流食喂给病人或从鼻饲管中注入病人的胃内。

五、病患饮食护理

1．餐前护理

（1）必要时协助病人先上厕所；病人和护理员清洗双手。

（2）清洁桌面，准备好食品、碗、筷、勺子。

（3）必要时准备围嘴、纸巾，如果有假牙须戴好。

（4）进餐环境清洁、安静，避免边看电视边吃饭。

2．餐时护理

（1）根据不同病人的自理能力的程度，可以选择自己吃或喂食。

（2）饭菜温度要适宜，最好先喝一些汤后再进食。

（3）进餐的速度要适中，饭菜放在容易取到的位置。

（4）饭菜一次不可盛得过多，随时添加（冬天防止变凉）以防浪费。

3．餐后护理

（1）撤去餐具、擦净餐桌。

（2）协助病人漱口、洗手或洗脸。

（3）清洗餐具、清理地面等。

4．鼻饲饮食护理

鼻饲每次灌注量在200毫升左右，每日4～5次，间隔3小时以上，防止过量喂食。

（1）鼻饲喂食后使病人保持半卧位30～60分钟后再恢复平卧位，防止食物反流误吸入肺部，造成窒息。

（2）食物要冷却至38～40℃，可在前臂内侧试其温度，感觉不烫即可注入。

（3）鼻饲病人需要一个适应过程，开始时鼻饲量应少而清淡，以后逐渐增多。

鼻饲后用温水30毫升冲洗胃管（避免食物残留在胃管内发酵或变质，引起病人胃肠炎或堵塞管腔），再将胃管末端返折并用纱布包好，用皮筋系紧。

提　示

长期鼻饲患者要防止发生鼻、食管溃疡，胃出血，肺部感染及胃肠道感染。

每日给病人做口腔护理，可保持病人口腔清洁、湿润，预防并发症发生。

六、病患餐饮用具清洁与消毒

1．病人餐饮用具清洁

病人的餐具最好专用，尽量选择玻璃、瓷、不锈钢的餐具。清洁餐具时，先将碗、盆、杯子中的剩余食物倒掉，再用水淋湿后用清洁布蘸洗涤灵或碱水擦洗，最后用流动水冲洗干净。

案例与点评

某护理员，为图省事，随手将病人用过的碗、筷全部放到水池内并倒入“洗涤灵”进行清洗。

【点评】此护理员清洁碗、筷的操作方法不正确。如果这样清洗碗筷，很容易将碗、筷中的食物残渣与碗筷一同清洗，造成碗筷清洗不彻底，同时极易浪费较多的“洗涤灵”和水。

2．病人餐饮用具消毒

（1）煮沸消毒法。准备一个煮锅放入清水和清洗干净被消毒的餐具，水的深度须完全覆盖餐具（也可在水中加些食用碱），水开后煮10分钟。待冷却后取出自然晾干。

塑胶制成的食具，在水开后再放入消毒，煮3 ～ 5分钟即可。

（2）微波炉消毒法。将洗干净的餐具控干水分，放入微波炉中，高火10分钟。

（3）蒸汽锅消毒法。市面上有多种功能、品牌的电蒸汽锅，其消毒的方法遵照说明书操作即可。使用蒸汽锅消毒前，需将所有物品彻底清洗干净，然后再一起放入，打开开关，待其消毒完毕，会自动切断电源。待冷却后再取出，以防烫伤。

（4）消毒柜。将洗干净的餐具放入消毒柜中，打开开关，按下定时器。先烘干，后消毒。

相关链接

消毒柜中的紫外线灯，每次用后要记录时间。因灯管的寿命是有限的，超过使用时间，就没有消毒作用了，需要更换灯管。

第二节　病患起居护理

一、盥洗护理

1．物品准备

洗脸盆、大毛巾、温水、毛巾、香皂、指甲刀、（刮胡刀）、石蜡油、梳子、棉签。

2．护理方法

（1）能活动病人盥洗的护理方法。基本方法：让病人呈坐位→盆内盛38 ~ 40℃温水放在病人面前→将大毛巾围在颈下胸前→将毛巾沾湿擦洗→用蘸香皂（或洁面乳）的毛巾擦洗→再用湿毛巾反复擦净（毛巾在水中彻底漂洗）→用大毛巾擦干颜面部。具体操作步骤：

1）为患者松开领口、卷曲袖口，必要时颈下围毛巾。

2）洗脸盆内先倒凉水，后倒热水，水温据季节不同控制在38 ~ 40℃之间。

3）如病人身体有输液后留下的胶布痕迹要清洗干净。

4）清洗病人双眼（从内眦向外眦擦洗），洗净眼屎。

5）按顺序清洗鼻、脸、耳、耳后、颈部。

6）擦干并整理头发。

7）男病人刮去胡须。

8）清洗双手：用肥皂或洗手液将双手手心、手背、手指清洗干净，必要时修剪指甲（每周一次）。

9）涂抹护肤霜。

10）整理用物、毛巾清洗后晒干。

（2）卧床病人盥洗的护理方法。病人呈仰卧位→将大毛巾或塑料布围在病患颈下胸前（一侧垂置床边，防止浸湿床单）。其他操作方法和具体步骤与能活动病人的护理一样。

相关链接

1. 电动剃须刀需经常充电，病人可自己操作。

2. 手动剃须刀须有泡沫剂或用肥皂，操作时要注意避免割破皮肤，用后及时清理。

3. 依据病人的生活习惯选择护肤品。

二、沐浴护理

1. 沐浴常识

（1）最好在饭后 1 ~ 2 小时沐浴；沐浴后让病人卧床休息 30 分钟左右。

（2）沐浴时间不宜过长，一般不超过 20 分钟。

（3）在公共浴室沐浴时，洗后应尽快进入更衣室，适当休息。

（4）淋浴的水温要稍高，以 36 ~ 40℃为宜(夏天可适当降低温度)，盆浴时的水温应适当降低。

（5）浴盆或浴室要有防滑和扶手装置，以防滑倒发生意外。

（6）洗澡前不宜吃得过饱，更不可空腹洗澡。

（7）随时观察病人的情况，发现异常要立刻让病人出浴，并将病人平卧（头部放低），适当饮水，保持安静。

（8）冬天走出浴室前将头发吹干，穿好衣服，戴好帽子，防止受凉。

2. 物品准备

浴液、香皂、毛巾、换洗衣物、被服、梳子、指甲钳、棉棒、水温计。

将衣物按穿的顺序码放好：内衣、内裤放在最上面，秋衣、秋裤、毛衣、毛裤依次码放好。

3．沐浴护理方法及步骤

（1）将物品码放在浴室，关闭门窗，调节室温至 23 ~ 27℃。

（2）协助病人脱掉衣服。

（3）清洗头发：将头发淋湿后涂抹洗发液，反复搓洗后，用清水冲净。如果头发较脏，可再用一遍洗发液（操作同上），冲洗干净后擦干头发。

（4）清洗躯体和四肢：清洗胸腹部→乳房下及脐部→上肢→擦洗背及臀部→两腿、两侧腹股沟→会阴→洗净双足。

（5）注意仔细清洗皮肤的皱褶处、腘窝、肘窝等处。

（6）动作要轻、快，防止时间过长引起病人不适。

（7）对老人尽量少用碱性大的肥皂，浴后可全身涂些润肤露。

（8）迅速协助病人穿好衣服。

相关链接

1. 病人不宜洗澡过勤，防止皮肤干燥、脱屑，甚至干裂或引起瘙痒症。

2. 饥饿、饱食、疲劳状态时不宜洗澡。此时洗澡会使心情不愉快，血管的收缩与扩张更加明显。

3. 水温不宜过高、洗浴时间不宜过长，以防病人的毛细血管扩张引起大脑缺血、血压暂时升高，心跳加快等不良反应，尤其高血压、冠心病、脑动脉硬化的患人特别应注意。

4．卧床病人擦澡的护理

（1）准备物品：干净衣裤、大毛巾、热水、水桶、小毛巾、肥皂、脸盆、梳子、指甲刀、爽身粉、棉棒、水温计。

（2）擦浴方法与步骤

1）关闭门窗，调节室温至 23 ~ 27℃。

2）盥洗盆内放入 50℃左右的热水，用水温计测量水的温度。

3）将大毛巾平整地铺在病人身下。

4）松开病人领口，擦洗眼、鼻、脸、耳及耳后、颈部。

5）脱去病人健侧上衣袖子→擦洗健侧手臂→脱去病人另一侧上衣袖子→擦洗患侧手臂。

6）帮助病人侧卧→面向护理者→将脸盆放于床侧的大毛巾上→为病人洗净双手。

7）解开病人上衣和裤带→擦洗胸腹部（注意乳房下及脐部）→帮助病人翻身→擦洗背及臀部。

8）脱去病人长裤→擦洗两腿、两侧腹股沟→会阴部。

提　示

1．擦洗病人躯体时，只需暴露正在清洗的部位，待擦干盖好后，再暴露下一个清洗部位。

2．为病人脱衣服时先脱健侧，后脱患侧；穿衣服时则相反。

9）将盆移于足下→洗净双足→穿好裤子、袜子。

10）整理床铺→按需要更换床单→清理所用物品。

案例与点评

某护理员为患有脑血栓后遗症的老人进行床上擦浴，当擦洗老人的胸腹部时，为了避免污染床铺便将老人的胸腹部全部暴露，使老人感觉全身发冷。

【点评】为老人擦洗胸腹部时，应注意保暖，以防着凉感冒。擦洗胸腹部的正确操作方法是：用大毛巾遮盖腹部、擦洗胸部，而后用大毛巾遮盖胸部、擦洗腹部，以防过多暴露着凉，造成病人的不适。

三、卧床病患便溺护理

1．病患便溺护理的目的

清洁局部，观察病人有无臀红以及排泄物，使病人身体干净、无异味，尽最大可能让病人感觉舒适。

2．病患便溺护理方法

准备物品：热水、盆、毛巾、肥皂、污物袋、卫生纸、凡士林、尿布。

（1）使病人平卧→解开病人裤子→观察有无臀红、观察排泄物。

（2）协助病人侧身→脱下内裤或取出脏尿布→放入污物袋中。

（3）用手纸将病人会阴、肛门从前向后擦干净。

（4）病人如有自理能力，可以协助其用温水清洗局部。

（5）卧床病人：用毛巾沾温水→拧至不滴水为宜→（顺序同上）擦洗。

（6）局部涂凡士林（以保护皮肤），换好干净衣裤或尿布。

（7）整理并清洗用物→洗手（必要时留取大便标本送医院检查）。

四、晨晚间护理

1．晨间护理内容

洗脸、洗手、刷牙、通风、整理清洁床铺，为病人创造一个整洁、舒适的环境。

（1）更换室内空气：将门窗打开 15 ~ 20 分钟（开窗时须关闭门，防止对流风）冬季开窗时注意病人保暖，通风时可将病人移至另一房间内。

（2）给病人洗脸、洗手→大小便失禁的病人需要清洗会阴及擦浴（方法见病患盥洗）。

（3）用石蜡油擦净输液的胶布痕迹。

（4）对病人进行口腔护理（见下一部分内容口腔护理）→梳头（男性病人刮胡子）。

（5）给病人翻身→按摩背部及骨隆突部。

（6）观察病情变化，如体温、脉搏、呼吸等。

（7）整理床铺→清扫床单→拉平、铺好床单及盖被，视脏污状况更换病人衣服。

2．晚间护理的内容

护理目的：使病人清洁、舒适，促进睡眠。

护理内容：洗脸、洗手、洗脚、刷牙、排空大小便。

（1）给病人进行口腔护理或协助漱口。

（2）需要时协助病人如厕，排出大小便。

（3）给病人洗脸、洗手、洗脚、刷牙，女病人还要冲洗外阴。

（4）给病人翻身、按摩。

（5）整理床铺，盖好被子。

（6）熄灯或调节灯光，避免强光和噪声。

（7）难入睡的病人可给予少量热饮料或牛奶。

五、口腔清洁护理

正常人口腔内含有大量的溶菌酶，具有杀菌作用。长期卧床的病人，由于机体抵抗力低下，进食饮水减少、口腔内食物的残渣，微生物趁机大量繁殖产生口臭，引起口腔炎、舌炎，甚至由于感染导致并发症的发生，影响病人的食欲和消化功能；做好口腔护理，既可以预防疾病，预防龋齿，又能使病人感到舒适，促进食欲。

口腔护理至少早晚各一次，早晚刷牙、饭后漱口。选择合适的牙刷（刷头大小应保证能到达牙齿各个面，刷毛柔软），尽量使用含氟牙膏。掌握正确的刷牙方法（上面的牙齿从上往下刷，下面的牙齿从下往上刷，咀嚼面要平行来回刷），避免拉锯式横刷。

1．协助刷牙（适合能够坐起、自主活动的人）

（1）准备物品：牙刷、牙膏、漱口杯、温开水、接水盆、毛巾、牙线、专用漱口水。

（2）病患取坐位→围好围嘴。

（3）让病患含一口水（温水）→湿润口腔后吐出。

（4）将挤好牙膏的牙刷递到病患手中→将牙齿的齿龈外面、齿龈内面咬合面刷干净。

（5）反复用温水漱净口腔→毛巾擦干颜面→清理物品并放回原处。

2．口腔清洁物品的准备

儿童准备围嘴，成人准备毛巾或成人围嘴，镊子或持物钳一把，弯盘（或小碟子），压舌板一块（或用竹筷代替），淡盐水或漱口水（常用生理盐水，1 ∶ 5 000 呋喃西林或 3% 硼酸溶液），数个棉球或纱布。

3．清洁口腔的方法（适合病情较重、卧床的病人）

（1）操作前洗净双手→病人取坐位（可坐在沙发上，背部垫靠垫）或侧卧位。做好解释以获得病人的配合。

（2）将毛巾（或围嘴）围在病人颌下及枕头上。

（3）观察口腔有无出血、溃疡等，口角干裂时先进行湿润。

（4）用镊子夹住淡盐水（或其他药液）浸湿的棉球→先擦两颊内部及齿龈外面→再擦齿龈内面及舌部、咬合面。如果病人不张嘴，可用拇指、食指捏病人的两颊，必要时可用压舌板或勺柄协助。

病人若有假牙，取下假牙后用冷水冲洗刷净→放入清水中浸泡（禁用热水浸泡，以防假牙开裂或变形）。

（5）擦洗口腔后用毛巾擦净颜面部。口唇干燥者涂些植物油（有口腔溃疡者可涂金霉素鱼肝油、制霉菌素、冰硼散或其他药物）。

（6）整理用物：镊子、持物钳等清洗后擦干消毒。

提　示

1．每擦洗一个部位，须更换一个棉球。

2．棉球要夹紧，防止误吸或掉入气管造成窒息。

3．擦洗时不可触及病人的咽喉，以免引起恶心。

六、头发护理

头发护理可促进头皮的血液循环，去除异味、清洁头皮屑或掉发等，使病患感觉舒适，头发易梳理。

1. 头发（洗头）护理的准备如下：盆、温水（40 ~ 45℃）、洗发液、毛巾、梳子、吹风机、棉棒、棉球等。

卧床病人床上需准备塑料布、搪瓷杯（小水壶）、矮凳。

2. 能保持坐位的病人头发护理方法：用毛巾将病人的脖子围好→令其低头→下接脸盆→将头发浸湿→一手倾倒洗发液于头上，另一手揉搓使头发湿透→反复搓洗→换水→反复数次冲洗干净→毛巾擦干头发→梳理整齐（可用电吹风吹干头发）→用棉棒清理耳道。

3. 卧床病人头发的护理方法（见图3—1）：靠床边放好枕头，铺好塑料布，塑料布上铺大毛巾→病人平卧床上→头的位置稍向床边靠外→两耳塞上棉球→头下放矮凳（矮凳上放盆）→用水壶装好温水（水温同上）→轻轻冲洗→一只手将洗发液涂于头上→另一只手揉搓使头发湿透→反复搓洗→反复数次冲洗干净→用毛巾擦干耳朵、颈部及头发→梳理整齐。

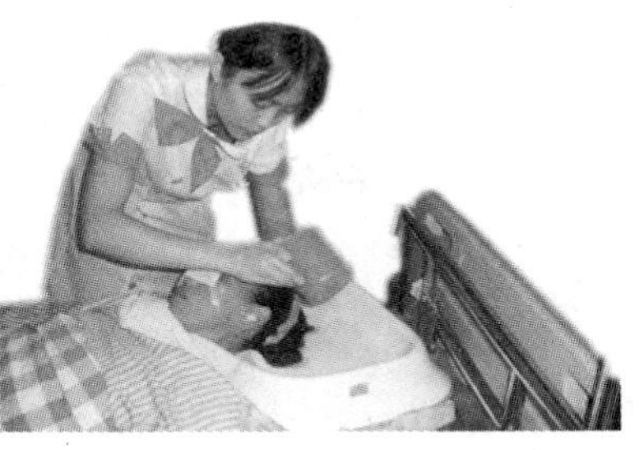

图 3—1 给卧床病人洗头

提 示

1. 洗头时注意室温及病人的脸色、呼吸。如有心悸、胸闷或面色苍白等情况，应立即停止洗头并放正体位，及时吹干头发，防止着凉。

2. 洗头动作应轻、快，以防病人疲劳。

4. 如果病情不允许将病人头部淋湿，征得病人同意后将病人头发剪短，用缝隙宽的梳子沾温水，轻轻梳理头发。

5. 整理床单，物品放回原处。

七、卧床病患翻身护理

病人长时间处于同一状态卧床，使局部组织受压过久，可导致压疮的发生，从而加重病情甚至危及生命，因此须为卧床病人定时翻身。

1. 翻身的准备

翻身前向病人解释→准备靠垫枕（固定病人），并依据需要准备衣服、床单、35% 乙醇或 2% 樟脑乙醇、爽身粉、气圈或海绵垫一盆 40℃左右的温水和擦浴毛巾等。

2. 操作方法

（1）对侧转向翻身

1）病人仰卧，使双手放于腹部→两腿屈膝。

2）护理员一只前臂伸入病人腰部→另一只手臂伸入病人跨下→用力并迅速将病人抬起→移近自己。

3）翻转病人使背部朝向护理员，必要时移动髋部以纠正重心（见图 3—2）→移动病人的头、肩部转向对侧。

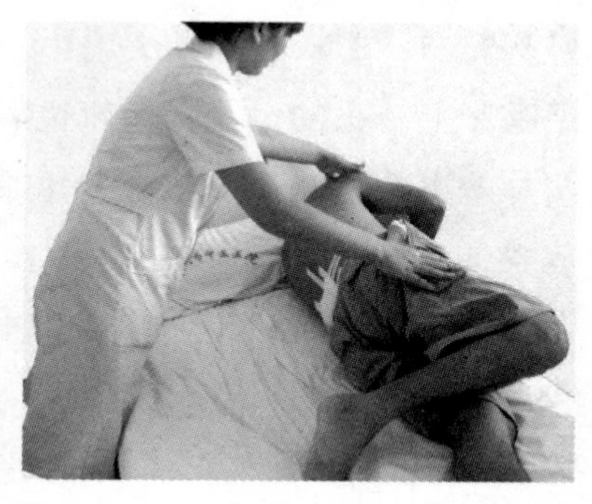
图 3—2　给卧床病人翻身（对侧）

4）病人背后垫一个软枕（以保持体位），胸前放一个软枕（支持前臂）。

5）协助病人将上腿弯曲→下腿微屈（以防两腿间相互挤压或摩擦）。

6）如病人身上有污物或身体骨隆突部有压红→可用 30% 乙醇或 2% 樟脑乙醇擦洗，或用温水擦洗、热敷并按摩，涂爽身粉。

7）必要时给病人更换干净的衣服和床单。

8）将病人置于舒服体位→骨骼隆突处垫上气圈或海绵垫→整理床单。

相关链接

1. 一般每 2 小时给病人翻 1 次身，翻身后用手掌揉搓背部。

2. 病人翻身或坐起后，在其身后垫一个靠枕加以固定。

3. 需要换床单时，先移动病人后再撤掉空出侧的床单、并在这一侧铺上洁净的床单，再将病人翻转后更换另一侧。

（2）同侧转向翻身

1）移去垫枕→将病人远侧手臂放在胸前。

2）护理员两臂越过病人身体→一只手伸到肩下→另一只手伸到髋下→轻轻将病人翻转面向自己。

3）将病人臀部向后移（注意保持肩部、髋部平稳）→垫好头下软枕，以保持体位舒适。

4）盖好被子→整理床铺→给病人披上外衣→做简单的肢体按摩。

提　示

1. 指导和协助病人起卧、翻身时应注意姿势正确，支撑合理。

2. 翻身移动体位时，不可拖、拉、推，应托起病人后再翻转。

3. 依病情定时翻身并注意观察皮肤情况，如发现皮肤发红或破损应及时处理，并增加翻身和按摩的次数。

八、睡眠护理

高质量的睡眠可起到缓解疲劳、促进病人疾病康复的作用。

1．常见卧位与适宜人群

（1）仰卧位。仰卧位为最常用的体位，病人仰卧头脸向上，身体平躺。头下垫枕头，双膝微屈稍向外分开。

适用头、颌面、颈、胸、腹、四肢等部位手术病人。

（2）侧卧位。是向一侧自然侧卧，上面的腿向前屈曲，下面的腿向后微屈，手臂屈曲放于身旁，髋部向后移，胸前及两腿间各置一软枕。

临床上用于自然侧卧、灌肠、体位引流、压疮病人更换体位等。

（3）半坐卧位。将床头支架抬高或用靠背架将床头抬高至 20° ～ 50° 角，腘窝处垫高（使膝部弯曲），两肘部垫高（使病人肌肉放松，防止下滑）。

适用心肺疾患引起呼吸困难的病人；胸部、腹部、盆腔手术后和某些颜面部手术后的病人等。

（4）头低脚高卧位。病人仰卧，将枕头横挡在床头（以免病人头部碰撞床头），床尾抬高，身体呈斜坡式。此卧位适合胎膜早破的孕妇。

（5）俯卧位。病人俯卧在床上，头转向一侧，双手放在两侧，肘部自然弯曲，膝部略弯。俯卧位适于背部烫伤，背部、肛门手术者。

2．影响睡眠质量的因素

（1）睡前生气。睡前生气发怒、情绪不稳定，使人心跳加快，呼吸急促，思绪万千，难以入睡。

（2）睡前吃得过饱。睡前吃得过饱，胃肠需要加紧消化，装满食物的胃会刺激大脑，引起入睡困难。

（3）睡前饮茶或咖啡。茶叶、咖啡中含有咖啡碱等物质，这些物质会刺激中枢神经，使人兴奋，难以入睡。

（4）剧烈运动、看刺激或激烈的电视节目。睡前剧烈活动，看刺激或激烈的电视节目或玩牌、打麻将等，使神经细胞处于强烈的兴奋状态，短时间内病人不会平静下来，造成入睡困难。

（5）枕头高度。枕头高度以 8 ～ 12 厘米为宜。如果太低，容易造成“落枕”，或因流入头部的血液过多，造成次日头脑发胀、眼皮浮肿；如果过高，会影响呼吸道畅通，导致打呼噜。

（6）头枕手入睡。睡眠时将双手枕于头下，可影响上肢的血液循环，引起上肢麻木酸痛。

（7）被子蒙头。以被蒙头容易引起呼吸困难，同时还吸入大量的二氧化碳，直接威胁人体的健康。尤其是婴幼儿极易有窒息的危险。

（8）睡眠环境不佳。室内温湿度不适宜、空气流通差、灯光太亮、周围环境嘈杂，均不利于病人睡眠。

以上因素不利于睡眠，应尽可能避免。

九、起居环境的布置

1．病患起居的环境要求

尽量安排病患住在朝阳的居室。居室的装饰宜采用中色调，如卧室的窗帘、床单、被罩及居室陈设装饰的颜色等，使人感觉室内宽敞幽静。卧室的陈设应简单，尽量减少不必要的摆设；房间过道要保持通畅，以防病人绊倒；如需摆放鲜花应注意挑选，以免病人发生花粉过敏。

2．病患起居环境的清洁

（1）病人起居后需开窗通风（防止穿堂风）先将病人移至另外的房间，通风完将病人移回，再给另一间通风，每天 1 ~ 2 次，每次 15 ~ 20 分钟。

（2）光照较好时将病人的被褥在阳光下晾晒。

（3）每天需清洁居室卫生，地面干净无水迹（尽量少用湿拖把），以防病人滑倒。

（4）清洁室内卫生时要用湿抹布擦拭，禁用毛掸拍打除尘。

（5）湿式清扫床铺方法：做一个与扫床笤帚大小一致的布套，扫床前将布套浸湿、拧干后，套在笤帚上再清扫床铺。清扫后将布套清洗干净，晾晒、备用。

3．卫生间的要求

尽量选用座便器；卫生洁具的色彩以白色为佳，特别是座便器（白色便于观察排泄物的性质及颜色变化）；便器旁边最好有扶手，以利老人、病人如厕后站起。

相关链接

目前市场上智能型座便器有温水冲洗等功能，其方便、舒适，对老年人、病人会阴的清洗非常方便；适于便秘、痔疮、肛门病人的清洗。

4．病患起居环境消毒

地面、墙壁、厕所、浴室、厨房及卧室打扫干净后，以含氯 500 ppm（每 10 升水加市售家用漂白水约 100 毫升）充分混匀后擦拭。

十、衣物换洗与消毒

1．病人衣物的选择

病人机体抵抗能力弱，体温调节功能降低，其衣着服饰的选择以暖、轻、软、宽大、简单为原则。

（1）衣物质地选择。选择吸汗能力强、通气性好、便于洗涤的纯棉服装或棉织品。毛和麻制衣物容易刺激皮肤引起过敏；化纤衣物带静电、对皮肤有刺激作用，容易引起皮肤瘙痒，不宜选择。

（2）衣物厚薄选择。所穿衣服层数不要太多，开口部分宜宽以利穿着舒服、穿脱方便；尽量不要穿套头衣服，衣服的纽扣不宜多，拉锁也要少用。

（3）衣物多少的选择：裤子的准备须多于上衣（裤子被污染的机会多），准备不同季节穿的鞋和袜子。冬季最好穿保温、平底、透气、防滑舒适的棉鞋；最好选择纯棉质地、袜口疏松的袜子。

2．病人衣物的换洗

（1）根据天气和病人的情况换洗衣物。天气炎热时、发烧的病人，应及时更换衣服、床单，并适当减少病人的盖被（以防病人出汗太多引起虚脱）。

（2）腹泻病人尽量选择浅色内裤，利于观察排泄物的性状。

（3）更换衣服时要注意保护病人的隐私。

（4）床单、被罩要准备 2 ~ 3 套，污染后要随时更换，换洗后在阳光下晒干。

（5）更换衣服时动作要轻而快，先脱一侧衣服后换上同一侧新衣服，再换另一侧。

3．病患物品的消毒灭菌

（1）煮沸消毒：适用毛巾、纯棉服装、床单等。沸水煮15分钟（水中加适量碱或高效消毒片时，可提高沸点，增强杀菌效果）。

（2）蒸汽消毒：适用餐具、食具、水杯等。水沸腾后，蒸10分钟。

（3）暴晒消毒：适用棉被、褥子、枕头、鞋子、书籍、报刊等。一般要在阳光下直接暴晒4～6小时，如能连续晒4～6天效果更佳。

（4）浸泡消毒：适用处理病人的排泄物、呕吐物、便盆、血渍、汗渍、污染的服装等。一般使用84消毒稀释液（用84原液稀释200倍）浸泡20分钟后，漂洗干净。

（5）擦拭消毒：适用窗台、桌椅、门把手、水龙头等物件的消毒。一般使用84消毒稀释液擦拭（84原液稀释100倍），留置20分钟后，再用湿布擦洗干净。

（6）紫外线消毒：有条件的情况下大型物品可用紫外线消毒。

思考与练习

1. 一般病患的饮食分哪几类？
2. 餐前护理的要点有哪些？
3. 常见的卧位有哪几种？
4. 头低脚高卧位适合那些病人？
5. 怎样为高血压的病人调配饮食？
6. 简述晨间护理的重要性和护理内容。
7. 简述被褥的消毒方法。

综合训练

1. 为病人煲制鸡汤。
2. 给卧床病人擦澡。
3. 给卧床病人做晚间护理。

4 第四章　病患护理技术

第一节　病患心理护理

第二节　病患医疗护理技术

第一节　病患心理护理

一、病患心理特点

1．重病病人心理特点

急重症病人发病急、病情重，由于病情突发或恶性事故刺激，面临生命威胁，在心理方面会出现高度紧张和恐惧感，恐惧、悲哀、绝望等消极情绪会加重病情。在这时期需要护理员对病人进行良好的心理护理。护理员要根据病人的病情、文化程度、经济状况以及心理变化分析病人的心理状态。

护理员还要通过与病人家人的交流，共同深入了解病人的心理问题，缓解病人情绪，减轻病人痛苦，促进病人的身心健康。

2．慢性病病人心理特点

（1）沮丧心理。慢性病病人因为需要承受长期的疾病折磨，经历漫长的病程，所以往往会产生极为复杂的心理活动。慢性疾病在没有令人满意的特效治疗方法时，迫使患者只能无奈地适应漫长的疾病过程。情绪低落、孤独、失望、焦虑，会引发头疼、失眠等类似神经衰弱的症状。

（2）焦虑心理。慢性病病人一开始大都有侥幸心理，即不肯承认自己真的患了疾病，一旦确诊，又容易产生急躁情绪，到处求医问药。慢性病病人对自己格外的小心，要求家人要关心注意自己；在没有得到准确和令人满意的治疗方法时，漫长的疾病过程会加重焦虑的情绪。

（3）多疑和易怒。由于长期患病，以自我为中心，容易敏感和多疑，久治不愈或病情反复导致思想顾虑增多，猜疑自己的病情恶化或又患其他疾病等，缺乏对医生的信任，治疗效果不显著，又长期受疾病的困扰，容易不分场合地发怒或有冲动行为。

3．传染病病人心理特点

一旦确诊，传染病病人心理会处于高度应急状态，表现出自卑，不敢面对自己的疾病，害怕亲戚朋友远离自己，渴望得到亲人的关心和理解，希望得到最佳和最及时的治疗及护理。

病人被确诊患传染病后，认为自己成了对周围人造成威胁的传染源，再加上隔离治疗，因而心里感到自卑。表现为愤怒、爱发脾气、悲观、敏感猜疑等，甚至自闭。

二、病患心理护理方法

1．病人心理护理目标

护理时，护理员要注意顺应病人的个性，稳定病人情绪，减少应激性。心理护理的目标包括：

（1）满足病人的需要。在心理护理过程中要观察病人与疾病有关的需求。协助病人获得需求的目的。如果病人的需要得不到满足，就会有异常的表现，如焦虑、无助、绝望、敌意、愤怒以及对环境不适应等。因此，满足病人的需要是护理员应细心观察的重要环节。

（2）转换病人的社会角色。一个人突然成为病人，心理上很难接受这样的事实，护理员要给予病人心理支持，要用诚恳真挚的语言、和蔼的态度帮助他们接受事实，多与病人交谈，安慰并精心照料病人，尽力满足病人生理、心理需要，缓解病人的紧张情绪，协助病人安心治疗。

（3）协助病人转换健康角色。患者适应了病人的角色后逐渐强化自己，在心理上转换康复适应较慢。即使病人无任何体征，各项检查指标均在正常范围内，病人仍然认为有许多症状没有治愈，对自己格外小心。护理员要鼓励病人恢复日常活动。

（4）调节病人的不良情绪

1）护理员要积极为病人创造舒适的环境，如听音乐、散步、绘画、练习太极拳等，让病人有安全感。

2）帮助病人在环境中积极体验生活的幸福感，让其对生活充满热情和信心等。

3）帮助病人学会积极进取，做一些力所能及的事情，去成功地解决或完成某项任务，让病人有自豪和满足感。

4）协助病人学会面对危险情境，不畏惧、不焦虑、不回避，积极应对并解决一些事情。

5）协助病人学会遇到无法应付的情境时，应暂时回避，当增强应对能力后再去应对。

2．病人心理护理技巧

良好的心理护理依赖护理员的沟通能力，护理员不仅在生活上照料病人，还要学习一些心理学知识，加强语言沟通和表达能力。良好的护患沟通是有效治疗的前提，也是病人早日康复的关键。

（1）语言沟通是维系护患关系的纽带。护理员在与病人沟通时要采用治疗性语言，要注意说话的语气、语调和语速。增强病人信心，消除紧张情绪。反之，会让病人产生不良情绪，加重病情。用美好的语言和微笑控制、疏导病人的消极情绪，让病人心理上产生安全感、信赖感，起到药物所不能起到的作用，达到治疗的目的。

（2）护患交流是促进健康的基础。在与病人交流中要根据病人不同的情况使用不同的语言。护理员礼貌性语言能拉近护患之间的心理距离。对不同类型、不同年龄的病人，应采用不同的语言沟通技巧，从而达到治疗目的，促进病人早日康复。

3．重病病人心理护理

（1）增强病人的安全感。病人求医心切，护理员要亲切而又耐心地询问，生活上要细心照顾，让病人感到在危难时能得到贴心的帮助，让病人及家属有安全感，病人从心理上得到满足，这种良好的护患关系，对治疗和愈后能起到重要作用。

（2）增强病人的信任感。护理员对病人的生活起居要细心照料，得到病人的信任，借此能建立起病人生活的信心。

急重症病人愈后要给予支持和鼓励，让病人能够身心放松，通过安慰、鼓励、解释、疏导，让病人减轻精神压力，消除顾虑与紧张心理，增强战胜疾病和恢复健康的信心，让病人感到安全。

总之，要做好急重症病人的心理护理，必须建立良好的护患关系，让病人有舒适感和安全感、信任感。全面地观察及分析，及早发现病人的心理异常，耐心细致地疏导，让病人的心理恢复正常状态。

4．慢性病病人心理护理

慢性疾病有病程长、见效慢、易反复等特点，护理员要根据病人的情绪进行调节、安慰鼓励，使病人建立起战胜疾病的信心。

（1）在治疗时，肌肉注射或静脉点滴以及口服药物，常常引起病人焦虑。护理员要耐心亲切地与病人沟通，用鼓励的话让病人安心接受治疗。

（2）护理员可根据病情让病人到户外活动，增加生活乐趣，如欣赏音乐、绘画、看电视、听广播等。护理中，语言亲切、动作轻柔，让病人清洁舒适，逐渐增强其战胜疾病的信心。

5．传染病病人心理护理

根据病人的心理活动特点，护理员应耐心细致地护理，以使他们安心、积极治疗。因为传染病人被隔离，与社会交往减少，因而护理传染病人时，密切关怀更为重要，让病人感到护理员是精神上的依靠。因此，护理员言行举止要让病人感到真诚、温暖、可信、可亲，护患之间形成深厚的情谊，尽量消除病人的不良情绪。

第二节　病患医疗护理技术

一、体温测量

1．体温基本知识

人体正常体温（腋下温度）在一定范围内相对恒定，波动范围为36 ~ 37℃，且受诸多因素，如运动、进食、年龄、情绪、时间、性别、环境等的影响。此外，不同部位的温度也是不同的，直肠温度高于口腔温度，口腔温度高于腋下温度。腋下温度超过37.3℃属于发烧，低于36℃称为体温过低。

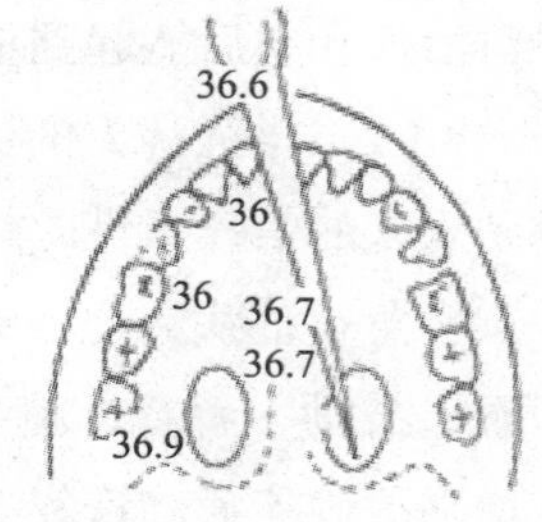

图 4—1　热窝位置

2．不同部位体温测量方法

（1）口腔测温。将体温计测温端放在舌下热窝，热窝位于舌系带两侧，如图 4—1 所示，保持7 ~ 8 分钟，取出体温计读数。

提　示

如刚刚进食过冷、过热饮食或刚吸过烟，需待口腔恢复真实体温后再测量。

（2）直肠测温。将体温计测温端涂以肥皂水或润滑油，自肛门插入约 4 厘米，测 3 分钟，取出体温计读数。

提 示

有心脏病、肛门直肠疾病、精神病的病人及婴幼儿不宜测量肛温。

（3）腋下测温。将体温计放于腋窝，屈臂过胸夹紧，测温 5 ~ 10 分钟后，取出体温计读数。

提 示

若刚洗过腋下或有汗液，应擦干腋下后，稍等片刻再行测量。

（4）体温测量注意事项

1）测温前将体温计水银读数甩至 35℃刻度以下。注意周围的环境，勿破损。

2）取出体温计后，不要用手接触水银端。

3）如果测得体温可疑时应重测。

4）读数时右手持体温计平行于眼前转动读数。

5）电子温度计按下开关键即可用于测量。

6）用后清洗干净，消毒收好。

二、脉搏测量

1. 脉搏基本知识

正常人的脉率可因年龄、性别、运动、情绪等有所不同。健康成人脉率波动的幅度很大，在 60 ~ 100 次 / 分，女性较男性脉搏稍快，新生儿一般为 140 次 / 分左右。成年人脉率超过 100 次 / 分称为心动过速；脉率小于 60 次 / 分称为心动过缓。

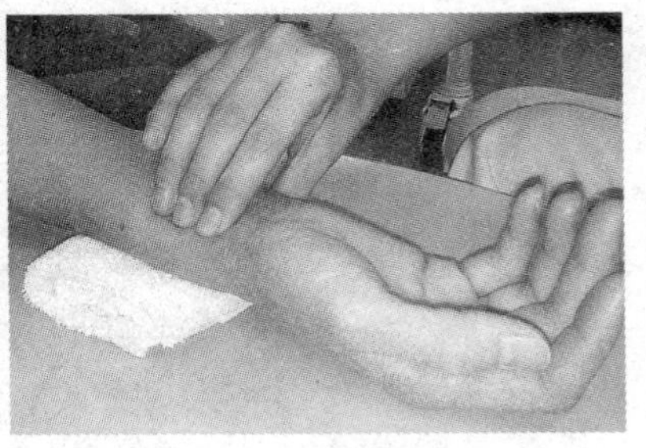

图 4—2　末梢脉搏位置

2. 脉搏测量方法

一般选择较表浅的动脉，最常用的是桡动脉（见图 4—2 末梢脉搏位置）。被测者采取卧位或坐位，将手臂放在舒适的位置，测量者用食指、中指和无名指的指端按在动脉上，压力适中，以能清楚触到动脉搏动为度，数一分钟动脉搏动的次数。

提　示

测量脉搏前病人应安静、体位舒适。测量时，不可用大拇指，因大拇指小动脉搏动易与病人脉搏相混淆。

三、呼吸测量

1. 呼吸基本知识

正常健康人平静呼吸时，呼吸频率约 16 ~ 20 次 / 分，呼吸率与脉搏率之比为 1 ： 4，新生儿的呼吸频率约 44 次 / 分，随着年龄的增长而减少。运动、情绪等因素可影响呼吸频率，如在运动之后或在兴奋状态下，呼吸会出现加快变化。呼吸频率超过 24 次 / 分，称呼吸过速；呼吸频率低于 12 次 / 分，表浅但规律，称呼吸过缓。

2. 呼吸测量方法

在病人安静的状态下测量，最好取卧位。测量者将手放在诊脉部位似数脉搏状，观察胸部或腹部的起伏次数，一呼一吸为一次，一般情况数半分钟后乘以 2。呼吸不规则者及婴儿数一分钟。危重病人如呼吸微弱不易观察时，可用少许蓬松的棉花置于病人鼻孔前，观察棉花吹动情况，计数一分钟。

提　示

测量呼吸时分散被测者的注意力，使其处于自然呼吸状态。

案例与点评

某 84 岁男性，午休醒来感到有些心烦、胸闷、呼吸不畅，护理员立即给予老人测量脉搏、呼吸，以了解老人的健康状况。而后护理员摸到老人的桡动脉并开始计时 1 分钟，1 分钟后护理员告诉老人：“我再给您测量一下呼吸，请您不要紧张”。最后护理员掌握了老人每分钟脉搏、呼吸的次数。

【点评】 虽然护理员测量脉搏的方法非常正确，但忽视了人体的呼吸可以受意识控制，并可随意改变的特点。为了准确获取老人呼吸变化的数据，护理员的手在测量脉搏后应不离开原诊脉部位，用眼睛观察老人胸或腹部的起伏、计时并计数1分钟。而这位护理员却违背了操作要求，在诊脉后用语言告知老人测量呼吸，使测量呼吸的结果有可能不准确。

四、血压测量

1．血压基本知识

血压通常以肱动脉血压为标准。安静时，正常成人的收缩压为90 ~ 140 mmHg（毫米汞柱），舒张压为60 ~ 90 mmHg，1 mmHg ≈ 0.133 3千帕。左右两臂血压不相等，右臂高于左臂10 ~ 20 mmHg，正常脉压（收缩压与舒张压之差）为30 ~ 40 mmHg。

（1）影响因素

1）年龄。不同年龄的血压也不同，各年龄组的血压平均值见表4—1。

表4—1 各年龄组的血压平均值

年龄组	血压（mmHg）
1个月	80/54
1岁	95/65
6岁	105/65
10 ~ 13岁	110/65
14 ~ 17岁	120/70
成年人	120/80
老年人	（140 ~ 160）/（80 ~ 90）

2）性别。中年以前女子的血压比男子稍低，中年后差别减小。

3）时间。血压在傍晚时较清晨稍高，睡觉后逐渐下降。

4）其他。运动、紧张、愤怒、恐惧、疼痛时血压升高。

（2）异常血压

1）血压高。成人收缩压达 140 mmHg 或以上和（或）舒张压在 90 mmHg 或以上称血压高。

2）血压低。血压低于 90/60 mmHg 称为血压低。

2．血压测量方法

（1）消除运动、情绪因素对血压的干扰。测量血压前须让病人休息 10 分钟，运动后须休息半小时，保持心情平静。

（2）选择合适的袖带（成人血压计袖带宽为 12 cm，长为 24 cm），检查血压计是否完好，血压计置测量前状态：气门打开、袖带无充气、水银柱的弯月面对准零点。

（3）协助病人摆好体位，将袖带缚于上臂。测量血压时一般以右上肢为准。病人取坐位或卧位。为使肱动脉与心脏在同一水平，坐位时肱动脉相当于第四肋软骨水平，卧位时平腋中线。露出一臂至肩部，必要时脱去衣袖。驱尽袖带内空气，将袖带平整缚于上臂，使其下缘距肘窝 2 ～ 3 cm，血压测量点见图 4—3。松紧度适宜，太紧可使血管在袖带未充气前已受压，至测得的血压偏低；过松反之。

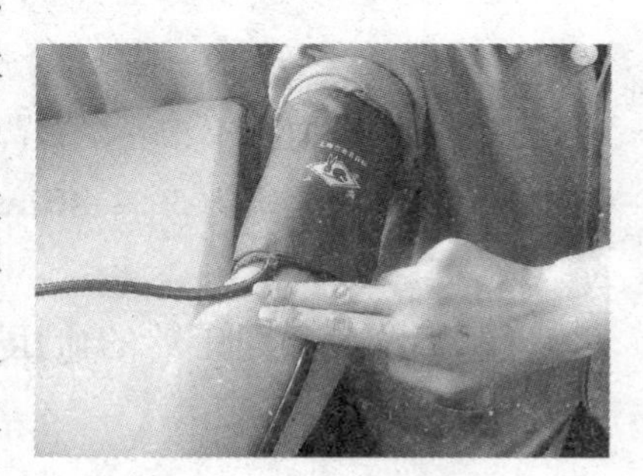

图 4—3　血压测量点

上肢烧伤或有其他情况不宜使用上肢测量者，或者要进行上下肢测量对比了解病情者，可测量下肢血压。测量腘动脉血压时，病人取俯卧位或屈膝仰卧位，将袖带缠在大腿下端近腘窝处。测下肢血压时袖带要宽。

（4）拧紧水银柱螺旋帽，关闭气门。

（5）将听诊器的胸件放在肘窝脉搏明显处，打气至脉搏声消失后再加压 20 ～ 30 mmHg。

（6）缓开气门，注意水银柱下降所至的刻度及肱动脉搏动的声音（第一个清晰的肱动脉搏动的声音所对应的水银柱刻度为收缩压数值；肱动脉搏动声音明显变低或消失时所对应的水银柱刻度为舒张压）。

（7）测毕松开气门活塞，解去袖带并排尽其中空气，拧紧水银柱螺旋帽。

如用腕式血压计测量时，手腕应放在与心脏平齐的位置。如仰卧位测量血压，手腕放在床边时，将手臂垫高与心脏平齐，按下开关键，病人放松不要说话，最上边数字是高压，中间数字是低压，最下边数字是心率。重复测量时，间隔 2 分钟。

3．注意事项

（1）血压计要定期检查和校正，以保证其准确性，应放置平稳，切勿倒置或震动。

（2）充气不可过猛、过高，用后驱尽袖带内空气，卷好。橡皮球应放于血压计盒内固定位置，以防玻璃管被压断。关闭水银柱开关。如水银柱里出现气泡，应调节或检修，不可带着气泡测量。

（3）如需重测血压时，应在下一次测量前排空袖带内气体，汞柱降至“0”，且使前臂静脉恢复正常循环半分钟以上。

（4）如果听不清血压的声音，指导被测者在袖带尚未充气前抬高臂部，并在袖带充气后握拳与松拳反复 8 ~ 10 次。这些动作可降低静脉压，使血压声音更为清晰。

（5）须密切观察血压者，应尽量做到四定：定时间、定部位、定体位、定血压计。

（6）对偏瘫病人，乳腺癌根治术后病人，应在健侧手臂上测量。

（7）应防止血压计本身造成的误差。水银不足，测出血压偏低；水银柱上端通气小孔被阻塞，空气进出困难，可造成收缩压偏低，舒张压偏高的现象。

4．测量血压常见的错误原因（见表 4—2）

表 4—2　　测量血压常见的错误原因

常见错误	可能的原因
假性高读数	（1）袖带过窄 （2）袖带过松 （3）被测者抽烟时、膀胱充盈时、进餐后立即测量 （4）未将水银柱垂直放置 （5）放气速度太慢、使得四肢静脉充血，而造成舒张压假性升高

续表

常见错误	可能的原因
假性低读数	（1）被测者手臂位置高于心脏 （2）未能注意到听诊间隔 （3）听诊器太小或太大，听诊器的导管太长 （4）测量者无法听到微弱的克罗特科夫氏音（收缩压）
假性高读数或低读数	（1）血压计未经正确校正 （2）测量工具有缺陷 （3）眼睛高度未与水银柱高度一致 （4）测量太快，未能注意到细节

五、冷热敷护理

1. 冷敷护理方法

冷敷可使局部毛细血管收缩，减轻局部血管充血，有消炎、消肿、止血、解痉（解除局部肌肉痉挛）、皮肤散热、降低体温等作用。一般适用于高热患儿和局部炎症疼痛及组织内出血者。对组织破损、局部血液循环明显不良、对冷过敏者禁用冷敷法。

提　示

禁止冷敷枕后、耳廓、阴囊、心前区、腹部、足底。

（1）冰袋冷敷法。准备好冰袋，化学冰袋也可用热水袋或厚塑料袋代替。将冰块砸碎后放入盆内，用冷水溶去冰块的锐角，以免损坏冰袋，将加工好的碎冰块装入冰袋内，约占冰袋容积的 1/2，灌入少量冷水，充填冰块间隙，排尽袋内空气后将盖拧紧，擦干袋外水迹，检查确无漏水后，用毛巾包裹冰袋，放在需要冷敷的部位。也可直接将化学冰袋用毛巾包裹后放在需要冷敷的部位。

用于高烧患儿降温时，可将冰袋置于头部、颈部、腋窝、腹股沟、腘窝内侧等。放置后要注意观察体温变化，每 20 ~ 30 分钟测量 1 次体温，根据体温变化情况决定增减冰袋数目。

用于治疗软组织挫伤，只需将冰袋置于挫伤部位。注意袋内装冰不可太多，以免压迫局部。一般每 30 ~ 45 分钟将冰袋移开 5 分钟，以改善局部血液循环。

相关链接

冰袋内装冰不可太多，以免压迫局部。

多个冰袋冷敷时，可交替移开。要随时观察局部皮肤颜色，并询问有无异常感觉，如有变色或麻木感时，应立即停用，以防造成局部冻伤。

冰块融化要及时补充，以保持疗效。

（2）湿性冷敷法。先盛半盆冰水，再浸入两条毛巾，取出其中一条毛巾拧至半干，以不滴水为宜，然后敷于局部，每隔 3 ~ 5 分钟毛巾变温后，再换另一条冷毛巾，两条毛巾交替使用，一般持续冷敷 15 ~ 20 分钟，视病情需要，也可再延长 5 ~ 10 分钟。冷敷后擦干局部。用于降温时，除头部冷敷外，还可在腋窝、肘窝、腘窝及腹股沟等部位同时应用。

2．热敷护理方法

热敷是一种物理治疗方式，一般可利用热毛巾、暖水袋，具有直接提升患处的温度，使皮下血管扩张，加速血液循环，起到消除慢性炎症、止痛、去肿、加速痊愈、舒缓肌肉痉挛、松弛神经、改善筋腱柔软度的作用。

提　示

急腹症未明确诊断前，如：穿孔；面部危险三角区感染；各种脏器内出血；软组织损伤或扭伤早期均禁止热敷。

（1）干性热敷法。常用的是热水袋。主要目的是：保暖、解痉、镇痛。

1）将热水袋内灌入 1/2 ~ 2/3 的热水，水温为 60 ~ 70℃，但对昏迷、局部感觉障碍、婴幼儿、老年人等患者，水温不宜超过 50℃，以防烫伤。

2）斜放水袋将气排出，拧紧塞子。

3）用布擦干水袋表面的水，倒提起来抖动，检查无漏水后，用布套或毛巾包裹好，放在需要热敷的部位。

4）用后将水倒出，以消毒剂和清洁剂刷洗热水袋，将热水袋两面拉开，防止内面粘贴，倒挂晾干。同时清洗热水带布套。

提 示

1. 可用薄被或毯子盖在热水袋上，防止热量很快散失。

2. 对使用热水袋者应经常观察局部皮肤颜色，如发现皮肤过度发红应立即停止使用，局部涂上凡士林以保护皮肤。

案例与点评

某 77 岁女性老人，一侧肢体麻痹、体质虚弱、容易怕冷。一遇天气变凉便喜欢在入睡时将热水袋灌入开水放在被子中，接触足底取暖。

【点评】 老人这样使用热水袋非常不安全。随着身体逐渐衰老，老人的感觉会变得迟钝，如果热水袋中的水温过高、又直接接触皮肤很容易烫伤，给老人带来新的痛苦。所以，当老人使用热水袋时其水温应稍低些，不可超过 50℃，也不可直接接触皮肤，应在热水袋的外面包裹毛巾后放在距离足部 10 厘米处。

（2）湿性热敷法

1）湿热敷。主要目的是消炎、消肿、解痉、镇痛。

①暴露治疗部位，局部皮肤涂上凡士林（范围不大的热敷面积）后，盖上一层纱布或敷布。

②将热水中毛巾拧干，抖开，折叠后敷于患处，温度以病人不感觉烫、能耐受为原则。毛巾上盖以棉垫，棉垫可套上塑料袋以保持温度。如病人感到烫热，可揭开敷布的一角散热，一般每 5 分钟更换一次毛巾，最好用两条毛巾交替使用。每次热敷时间 15 ~ 20 分钟，每天敷

3～4次。

③热敷完毕，擦干局部皮肤，盖好治疗部位，面部热敷者，敷后半小时患者方能外出，以防感冒。

④在伤口部位热敷时，应注意无菌操作，敷后按药物用法处理伤口。

2）热水坐浴。主要目的是减轻盆腔、直肠的淤血，常用于术后、会阴疾病，消除或减轻充血。

①病人先排空大小便后洗手，半盆温开水、1 ∶ 5 000高锰酸钾溶液（水微红）或洗必泰，水温调至35～41℃；

②协助病人将裤脱至膝盖部，露出臀部，然后坐在坐浴盆内，随时用备用的70℃热水调节水温维持需要的温度，清洁伤口水温为40～42℃，坐浴时间为15～30分钟，坐浴完毕，用纱布或毛巾擦干臀部。

提　示

1. 应注意防止烫伤，尤其是小孩、昏迷病人、老年人，有瘫痪、糖尿病、肾炎等血液循环不好或感觉不灵敏的病人，使用热敷时，应随时检查局部皮肤的变化，如发红起泡时，应立即停止。

2. 有伤口者，浴盆及溶液均需无菌，坐浴后按换药去处理伤口。

3. 女性患者月经期、阴道出血、妊娠后期、盆腔器官急性炎症期禁忌坐浴。

4. 坐浴时要观察病人的反应，如有不适，如脉搏增快、头昏等应立即停止。

六、留置尿管护理

留置导尿管用于截瘫所致尿潴留或尿失禁病人。盆腔手术前留置导尿管，以防术中误伤膀胱；尿道、会阴术后定时放尿，可保护创面及切口清洁不受污染；某些大手术后或大面积烧伤，以及危重病人的抢救，可借以观察肾功能。

1．留置尿管护理内容

（1）保证导尿管固定好及尿管的通畅，防止打折。

（2）维持膀胱无菌，预防感染。

（3）维持病人的舒适及安全。

2．留置尿管护理方法

（1）尿潴留病人膀胱高度膨胀，首次放尿不可超过 1 000 毫升，以防腹压骤减引起虚脱及膀胱黏膜急剧充血而引起血尿。

（2）将引流管妥善地固定在床沿上，避免翻身时将尿管拉出。防止引流管受压、扭曲而影响尿液流出。发现引流不通畅时，应及时检查并调整尿管位置，使尿管保持通畅。

（3）尿袋不可高于病人尿道及膀胱以防尿液返流，造成逆行感染。

（4）留置导尿管每 2 ~ 3 小时开放 1 次，并记录尿量，保持每小时尿量不少于 30 毫升，24 小时不少于 500 毫升。留置导尿管每日用消毒液消毒尿道口，并每日行膀胱冲洗 1 ~ 2 次，储尿瓶中尿液满时，应及时倒去，并记录尿液性状及尿量。

相关链接

正常人正常尿量每日 1 000 ～ 2 000 毫升，平均 1 500 毫升。如果病人 24 小时尿量多于 2 500 毫升即为多尿；如果病人 24 小时尿量少于 400 毫升则为少尿；如果病人 24 小时尿量少于 100 毫升则诊断为无尿；如果 24 小时尿量达到 5 升以上则为尿崩症。

（5）每日定时开放导尿管，使膀胱定时充盈和排空，促进膀胱功能的恢复。

（6）若病情允许应每日清洗会阴，保持尿道口清洁，以减少阴道分泌物及粪便污染导尿管，造成感染。

（7）根据病情，鼓励病人多饮水以利尿，达到膀胱冲洗的目的。对昏迷、危重病人每日用 0.02% 呋喃西林 500 ml 冲洗膀胱，严防泌尿系统的感染。

（8）每日更换尿袋一次，每周更换尿管一次，并每周做一次尿常规检查，如有尿路感染及时治疗。

（9）注意倾听病人的主诉，及时发现问题，及时处理。

提 示

护理留置导尿管的病人前后均应洗手，戴塑料手套以防交叉感染。

七、留置胃管的护理

留置胃管常用于营养支持和胃肠减压。经胃管鼻饲为昏迷病人或不能经口进食病人提供营养、热量及胃内给药，是促进病人恢复的主要方法之一，还可以通过抽吸胃液了解胃液的性质和量，观察病人有无消化道合并症。有效的胃肠减压可降低胃肠压力、减轻腹胀、促进切口愈合、改善胃肠壁血液循环、促进消化功能恢复，对胃肠道、胆道手术来说，术前留置胃管还能有效减少麻醉中及手术后的并发症，对术后恢复极为重要。

1．留置胃管护理内容

（1）妥善固定，防止打折，避免脱出

1）固定胃管应用白色橡皮胶布贴于鼻尖部，胶布应天天更换。

2）若怀疑胃管脱出，应及时通知医生，立即停止鼻饲，待确定胃管在胃中再进行鼻饲。

3）妥善固定胃管，维持胃管的通畅，防止打折。特别是在搬动或翻动患者时应防止胃管脱出或打折。

4）每日注意鼻胃管刻度，若有脱出，应通知医务人员处理。

（2）保证胃管的通畅，定时冲洗、抽吸胃液

1）定时冲洗胃管，每 4 小时一次。冲洗时应根据胃管的型号、手术部位、手术方式等选择 5 或 10 毫升注射器，用 3 ～ 5 毫升生理盐水冲洗胃管。冲洗时注意用力不可过猛。若有阻力不可硬冲，以免损伤胃壁或吻合口，造成出血或吻合口瘘。冲洗时若有阻力应先回抽胃液，如有胃液抽出表示胃管通畅，再行冲洗。若抽不出胃液、冲洗阻力大，应及时通知医生处理。

2）根据胃液分泌的情况定时抽吸胃液，一般每 4 小时一次。抽吸胃液时吸力不可过大，以免损伤胃壁，造成黏膜损伤出血。

（3）密切观察胃液的颜色、性质、量，并做好记录

1）观察胃液的颜色、性质：胃液颜色一般为墨绿色。若颜色为鲜红色，提示胃内有新鲜出血；若颜色为咖啡色，提示胃内有陈旧性出血。胃液出现颜色或性质的改变，应及时通知医生，以便及时处理。

2）准确记录胃液的量：若胃液量过多，应及时通知医生，及时处理，避免造成水和电解质紊乱。

2．胃管护理方法

（1）每日用棉棒蘸水清洁鼻腔。

（2）每日用漱口液或生理盐水漱口及擦拭口唇，并涂以甘油或润唇膏，以减轻口渴、口唇干燥。意识清楚可以配合的病人可以用牙刷清洁。生活不能自理的病人或昏迷的病人给予口腔护理。

（3）更换胶带时，须将脸部皮肤清洁干净后再更换胶布，但勿贴于同一皮肤部位，以避免局部皮肤受损。

（4）每周更换一次胃管，更换胃管时改用另一侧鼻腔，左右鼻腔交替使用。

3．鼻饲护理方法

（1）鼻饲前应先确定胃管在胃内，并回抽胃管，确定没有腹胀、胃储留后，再行鼻饲。

（2）鼻饲前应先把气管内痰吸干净，以免鼻饲过程中吸痰咳嗽，引起呕吐造成窒息。灌注量每次不超过 200 毫升，速度应慢。再用少量温开水冲尽胃管内流质，最后将胃管开口端反折，用胶布扎紧。灌注后 30 分钟不宜搬动病人。

（3）根据全天总量和患者的消化吸收情况合理分配食物，制定间隔时间。

（4）鼻饲温度要适宜，以 35℃左右为宜。过热易烫伤胃壁黏膜，过凉易造成消化不良、腹泻。

（5）鼻饲开始时量宜少，待患者适应后逐渐加量并准确记录鼻饲量。

相关链接

如何确定胃管是否在胃内：

1．用注射器回抽胃管，看是否有胃液流出。

2．用注射器向胃管内缓慢注入空气，将听诊器置于腹部，如听见气过水声则证明胃管在胃内。

3．将胃管末端放入水中（在小碗内放半碗凉水）观察是否有气泡溢出，如果有气泡溢出，则胃管不在胃内。

八、止血护理方法

在一般急救中，创伤、出血是常见的情况。止血、包扎、固定是常用的基本技能。熟练掌握这些技能对在紧急情况下处理伤患是非常重要的。

1．出血的种类（按受损的血管分类）

（1）动脉出血：血液呈喷射状涌出，血色鲜红，血流较急，出血量较大，危险性大，可以找到出血点。

（2）静脉出血：血液缓慢流出，血色暗红，出血量与血管大小有关，危险性较动脉出血小，可以找到出血点。

（3）毛细血管出血：血液从伤口处渗出，血色鲜红，出血量较小，可自行凝结，危险性较小，找不到明显出血点。

2．失血量估计方法

失血的速度和数量是影响伤病人健康和生命的重要因素。突然失血占全身血容量20%（约800毫升）以上时，可造成轻度休克，面色苍白，出冷汗，手足湿冷，脉搏增快（可达每分钟100次）；失血20%～40%（800～1 600毫升）时，可造成中度休克，脉搏每分钟100～120次以上；失血40%以上时，可造成重度休克，呼吸急促，烦躁不安或表情淡漠，血压下降，脉搏细、弱，摸不清。

3．小伤口止血法

用清洁水或生理盐水冲洗干净伤口后，盖上消毒纱布、棉垫，再用绷带加压缠绕即可。在紧急情况下，任何清洁的东西都可临时用做止血包扎，如手帕、毛巾、布条等，将血止住后送医院处理伤口。

（1）静脉出血止血法。由于静脉压力较低，一般情况下静脉出血经过清创消毒、包扎即可，如伤口包扎后仍然出血可以采取压迫止血方法；即用手或其他物体在包扎伤口上方的敷料上施以压力，把血管压扁，使血流变慢，血凝块易于形成。

提　示

压迫止血时，松紧要适度；有骨折或伤口有异物时禁用压迫止血法。

（2）动脉出血止血法。分指压法和止血带法两种：

1）指压止血法：用手指、手掌或拳头将中等或较大的动脉近心端压住以切断血流。经过指压 20 ~ 30 分钟出血不停止，就应改用止血带止血法或其他方法止血。常见压迫止血点有：

①颞动脉点（见图 4—4）。用拇指指腹在耳屏前上方一指宽处压迫；主要用于：头部、颞部出血。

②颌下动脉点（见图 4—5）。压迫下颌角前下凹处；主要用于：面部出血。

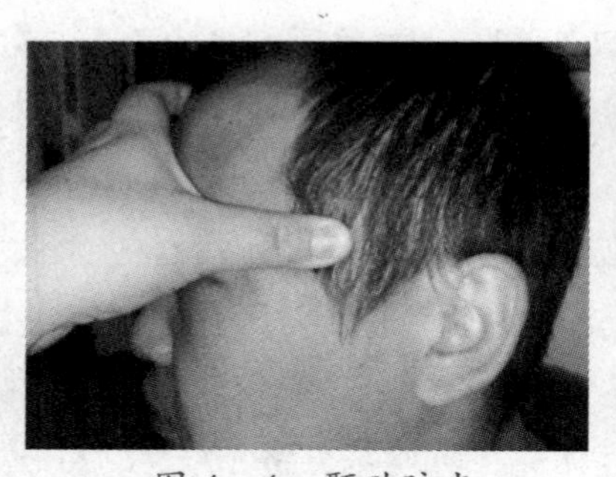

图 4—4　颞动脉点

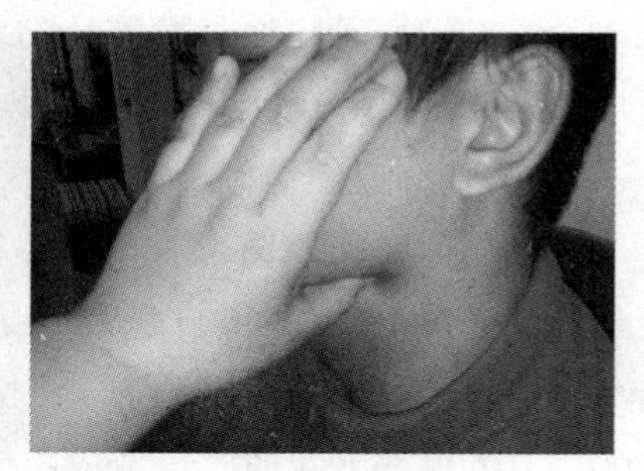

图 4—5　颌下动脉点

③颈总动脉点（见图 4—6）。在甲状软骨一寸处压迫；主要用于：颈、口、喉部出血。

④锁骨下动脉点（见图 4—7）。在锁骨上血管搏动处向后下方按压锁骨下动脉；主要用于：肩部、上肢出血。

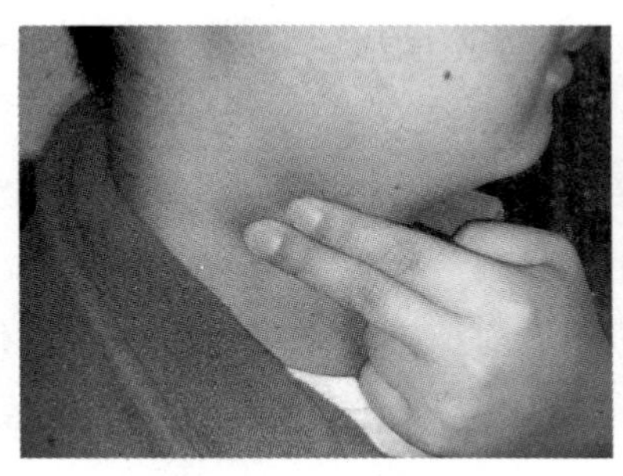

图 4—6　颈总动脉点

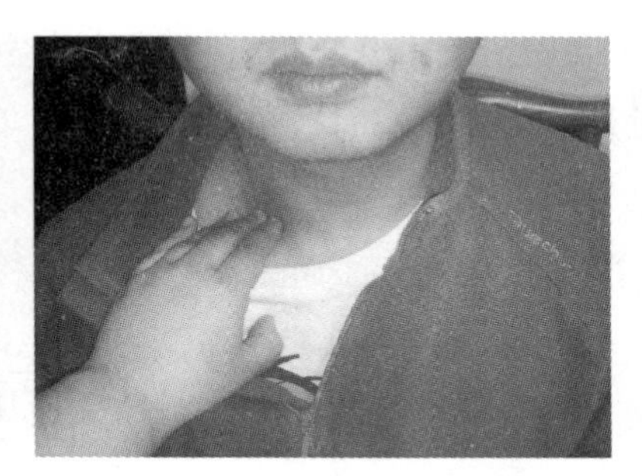

图 4—7　锁骨下动脉点

⑤肱动脉点（见图 4—8）。用食指、中指、无名指三指指腹压迫上臂中部或下部的肱动脉；主要用于：前臂或手出血。

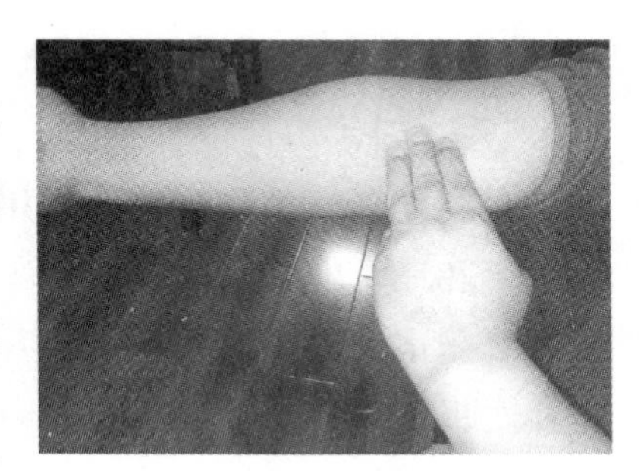

图 4—8　肱动脉点

⑥股动脉点。用整个手掌压迫腹股沟处；主要用于：下肢的出血。

2）止血带止血法。适用于四肢大出血的急救。这种方法止血最有效，但容易损伤肢体，影响后期修复；因此用于其他方法无法控制的紧急情况。

方法是：上止血带前抬高患肢 10 分钟，在出血部位的近心端，如上臂或大腿的上 1/3 处，先用毛巾或棉垫包扎皮肤，然后将止血带拉长拉紧缠绕在毛巾等物外面。

3）注意事项

①不是大出血不要轻易上止血带，以免组织由于长时间处在缺血缺氧无氧代谢状态，产生组织坏死。

②止血带要扎在伤口的近心端，并尽量靠近伤口。由于前臂有桡骨、尺骨，小腿有胫骨、腓骨，骨间有血流通过，止血效果差，不宜用止血带止血。上臂扎止血带不可扎在中下 1/3 处，以防勒伤桡神经。

③止血带最好用有弹性的橡胶管。严禁使用铁丝、电线等代做止血带。

④止血带不能直接扎于皮肤上，应先用三角巾、毛巾、布垫等垫好以保护皮肤。

⑤扎止血带的松紧要适度，以远端动脉搏动消失为宜。

⑥使用止血带的时间要尽量缩短，连续阻断血流时间不得大于一小时。应每隔半小时放松 1 ~ 2 分钟（断肢者不必放松）。

⑦上好止血带，在上面做明显的标记，写明上止血带和阻断血流的时间，以便他人了解情况，按时放松止血带。

⑧放松止血带时不可过快，以防伤肢血流突然增加导致血管损伤，或影响全身血流重新分布，造成血压下降。除去止血带后可对伤肢轻轻按摩，缓解麻木感。

⑨上止血带后要尽快送医院。

九、包扎护理方法

包扎伤口，不同部位要采用不同的方法。包扎材料最常用的是卷轴绷带和三角巾，家庭中也可以用相应材料代替。卷轴绷带即用纱布卷成，三角巾是一块方巾对角剪开，即成两块三角巾，三角巾应用灵活，包扎面积大，各个部位都可以应用。

1．常用绷扎法

（1）环形绷扎法。环形缠绕，下周完全覆盖上周，如图 4—9 所示。

适用于：肢体较短小或圆柱形部位，如手腕、脚踝、额、颈部。

（2）螺旋形绷扎法。绷带斜旋上行，每周盖过上周的 1/3 ~ 1/2，如图 4—10 所示。

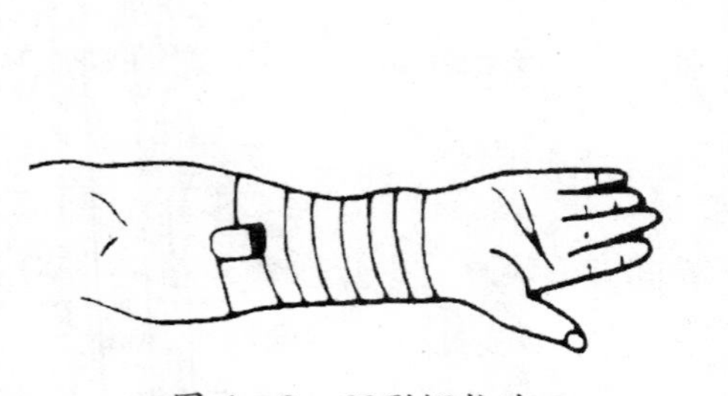

图 4—9 环形绷扎法

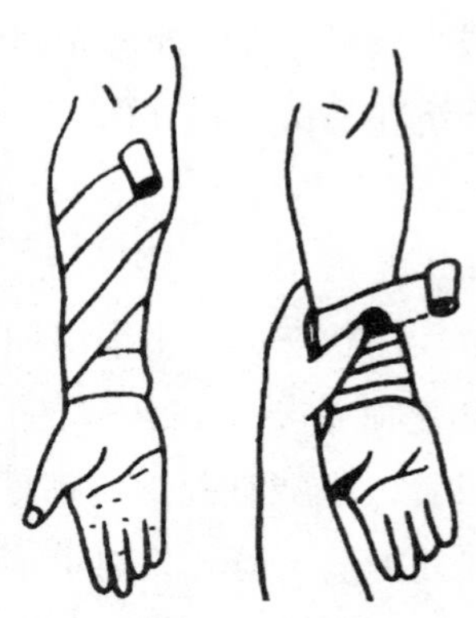

图 4—10 螺旋形绷扎法

适用于：周径相似的部位如手指、上臂、躯干、大腿等处。

（3）螺旋反折绷扎法。环形两周后作螺旋绷扎，然后用一只手握住绷带上面正中处，另一只手将绷带自该点向下反折，盖过上周绷带的

1/3 ～ 1/2，如图 4—11 所示。每一反折须整齐排列成一直线，但反折处不宜在伤口或骨隆突处。

适用于：周径不等的部位，如前臂、小腿、大腿等处。

（4）“8”字形绷扎法。反复以“8”字形在关节上下作斜形螺旋，每周遮盖上周的 1/3 ～ 1/2，如图 4—12 所示。

适用于：关节处，如肘、肩、踝、膝等处。

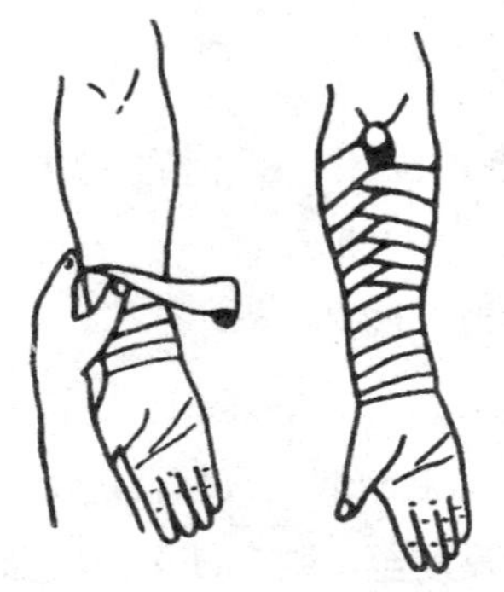

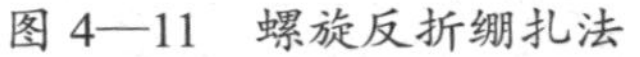

图 4—11　螺旋反折绷扎法

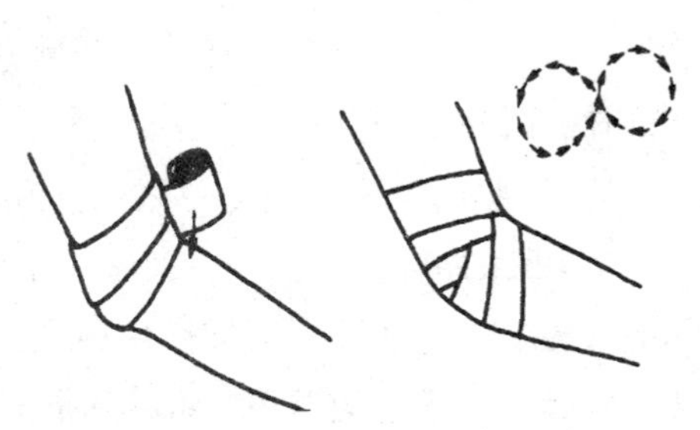

图 4—12　“8”字形绷扎法

（5）回返绷扎法。用一系列的左右或前后回返绷扎法，直至该端全部遮盖后再作环形绷扎两周固定，如图 4—13 所示。

适用于：包扎顶端部位，如指端、头顶或残肢端。

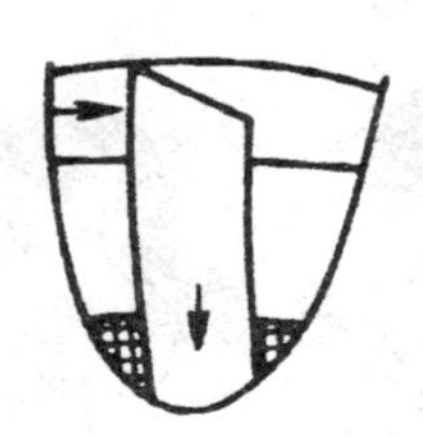

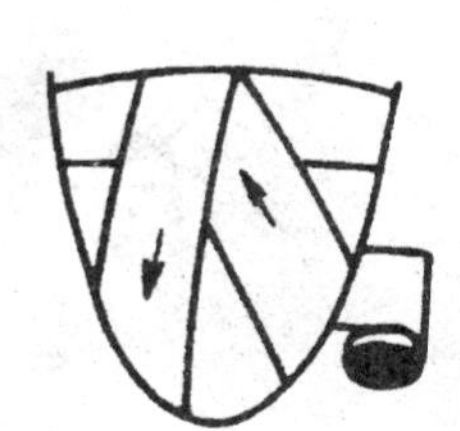

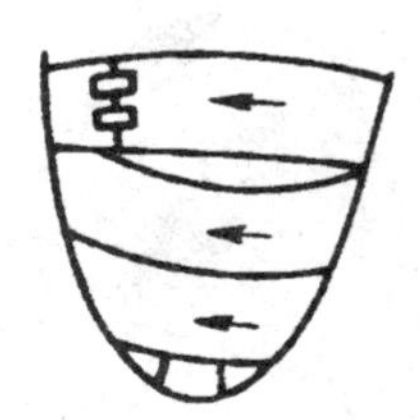

图 4—13　回返绷扎法

2．常见患病部位绷扎法

包扎伤口，不同部位要采用不同的方法，常见部位包扎法如下：

（1）帽式包扎法。头顶部受伤采用此包扎法。用回返绷扎法。绷扎起始和最后固定位置前面与眉骨相齐，后面在枕骨下方，两侧均在耳上。当绷带缠住指头后，在头中间回返向前。绷带行至前额中间用手压住回返部位再由前向后绷扎，每次覆盖上周的 1/2。如此反复，直至头部完全包住后再环形固定，如图 4—14 所示。

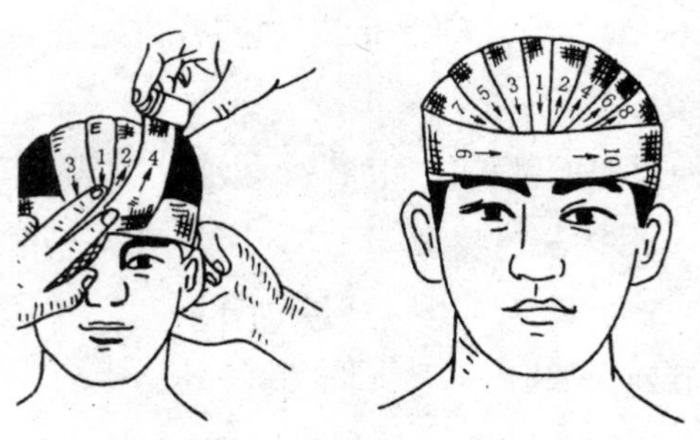

图 4—14　帽式包扎法

（2）额枕部包扎法。额部或枕部受伤者可采用“8”字形绷扎法将额头和枕部包扎。双耳露于绷带之外，如图 4—15 所示。

（3）眼部包扎法。分为单眼包扎和双眼包扎两种。

1）单眼的包扎（见图 4—16a）：用螺旋形包扎法。在固定之后将绷带斜形向上经过患侧面颊、患眼，由鼻上中间至前额向健侧头顶行进至头后，在枕骨上向下再至患侧耳下，继续斜形向上，反复至患眼全部包住后固定。

2）双眼的包扎（见图 4—16b）：用“8”字形绷扎法。起始同单眼，但在绷带行至头后时不再由耳下向前，而是自耳上缠至前面，然后斜形向下，经过侧眼、颊至耳下向后绷扎。再经枕骨下向前经耳下至前面。反复绷扎至双眼全部包住。

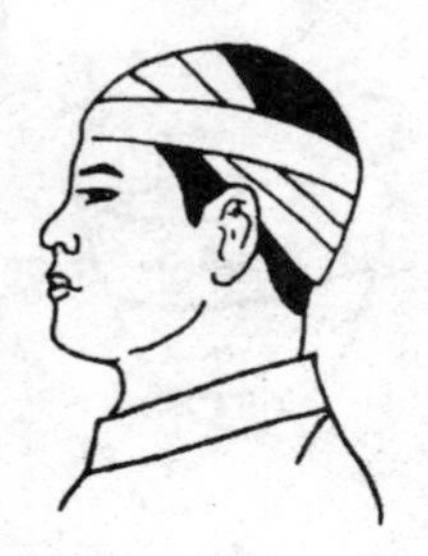

图 4—15　额枕部包扎法

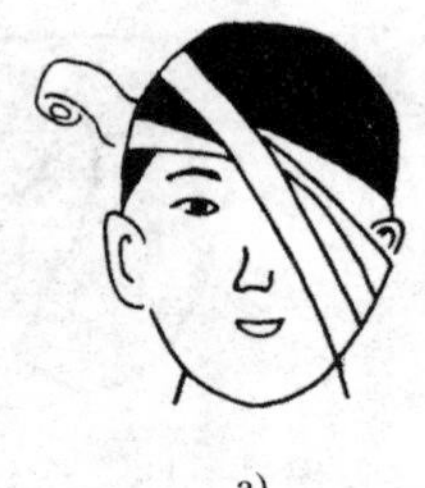

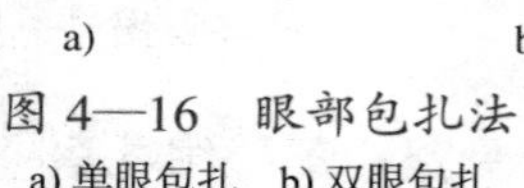

a)　　b)

图 4—16　眼部包扎法

a) 单眼包扎　b) 双眼包扎

（4）耳部包扎法（见图 4—17）。分为单耳包扎和双耳包扎两种。

1）单耳包扎法：用交叉螺旋法。

2）双耳包扎法：用“8”字形绷扎法。

（5）下颌包扎法（见图 4—18）。固定之后将绷带经过下颌向后行进，自枕后向上至头顶，向下自耳后，向后至枕骨下再向上行至头顶，经耳前向下颌部进行包扎。

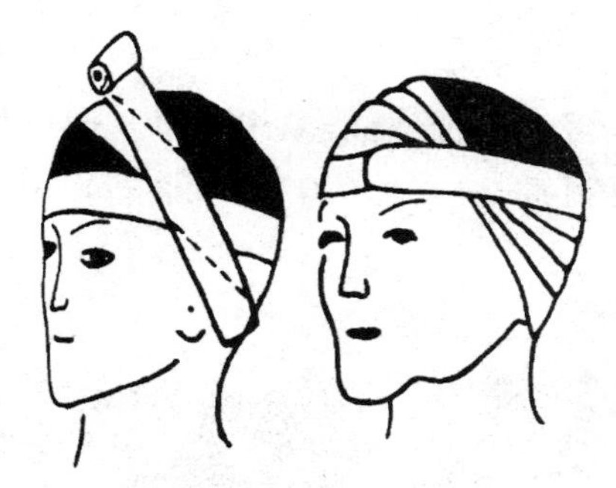

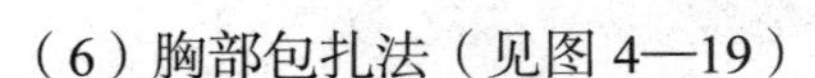

图 4—17 耳部包扎法

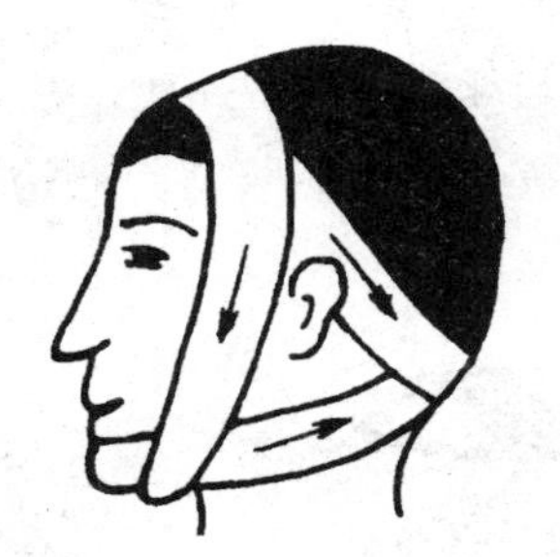

图 4—18 下颌包扎法

（6）胸部包扎法（见图 4—19）

1）将绷带固定于腰际，患侧腋下垫棉垫，绷带经过前面时经患乳下、双乳间斜形向健侧肩上绷扎。

2）自健侧肩上向后斜形向患侧腰际绷扎、固定，在患侧覆盖上周的 2/3，斜形向健侧腰际。

3）再由背后至前面时重复 1）、2）的步骤；如此反复直至患乳完全覆盖后固定。

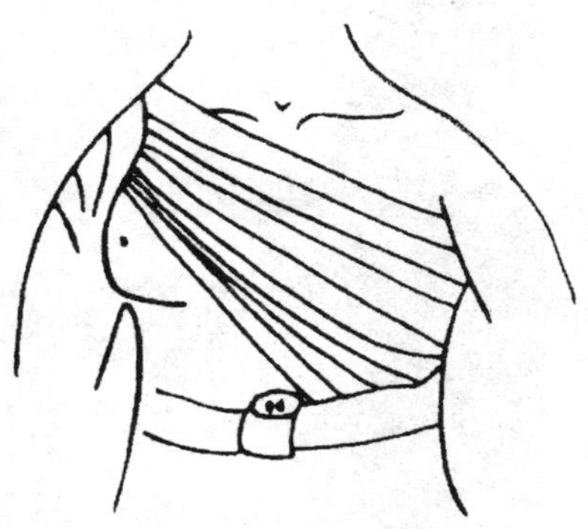

图 4—19 胸部包扎法

（7）手部包扎法（见图 4—20）。手部包扎法有手套式、半手套式、指端端带式和手麦穗式包扎法。

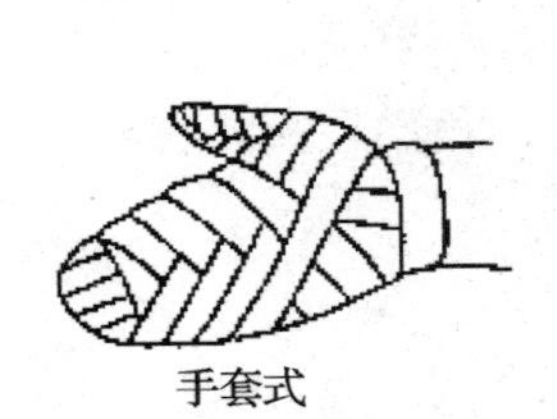

五指手套式

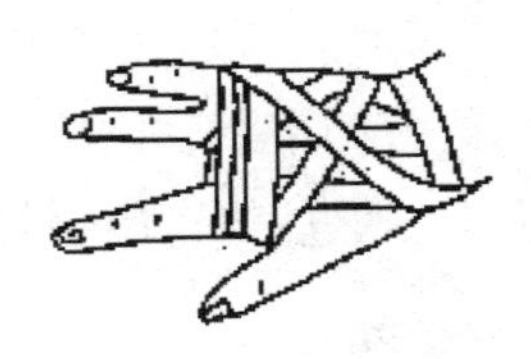

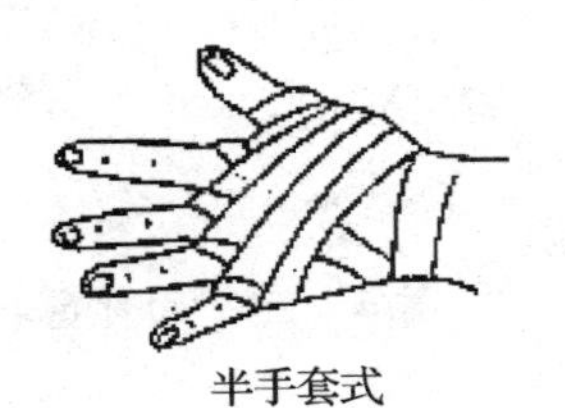

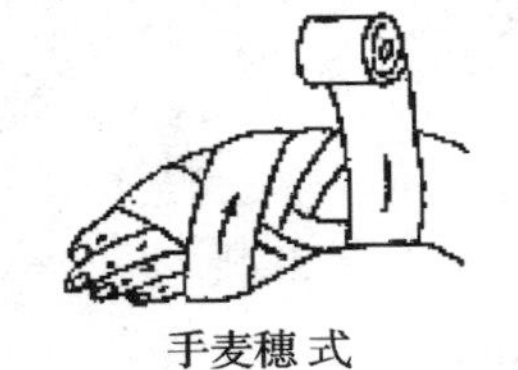

图 4—20 手部包扎法

3．三角巾包扎法

与绷带包扎法相比，三角巾具有制作方便，操作简单、快捷的优点。三角巾常用规格为底边长约 130 厘米，高约为 65 厘米的等边三角形。

提　示

1．绷扎前认真评估病人。

2．绷扎部位要清洁干燥，皮肤褶皱或凹陷处要垫以棉垫或纱布，骨隆突部要用棉垫保护。

3．包扎时不宜过松或过紧。注意保护肢体的功能位置。

4．包扎时从远心端向近心端进行，以促进静脉回流。即从伤口的下部自下而上进行包扎。

5．伤口小量出血需要绷带加压包扎时，为防止肢体静脉回流不畅造成肿胀，需将远端肢体都用绷带缠住，同时露出指（趾）端，以便观察肢体血运情况。

6．根据绷扎的部位选择宽度适宜，清洁干燥的绷带。

（1）三角巾常见部位包扎法

1）头部包扎法（见图 4—21）。三角巾底边向上反折 3 厘米左右，盖住头部，在眉上、耳上，把两底角和顶角在枕后交叉，在前额中央打结。

2）面部包扎法（见图 4—22）。将三角巾顶角打一单结，并在相应部位剪四个洞，露出眼、鼻、口，罩住面部，再把两角向后拉，在枕后交叉，然后绕至前额打结。

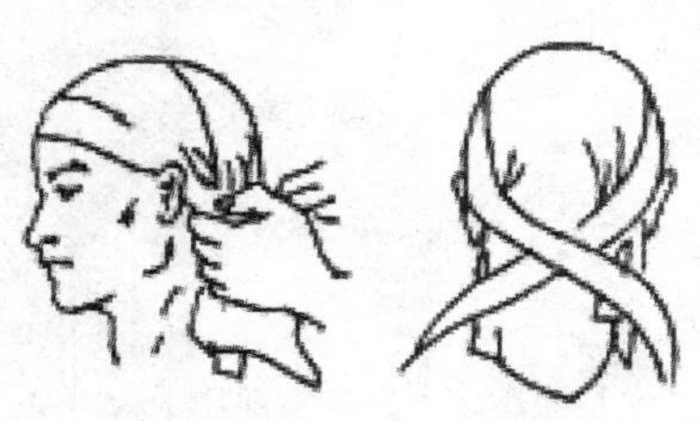

图 4—21　头部包扎法

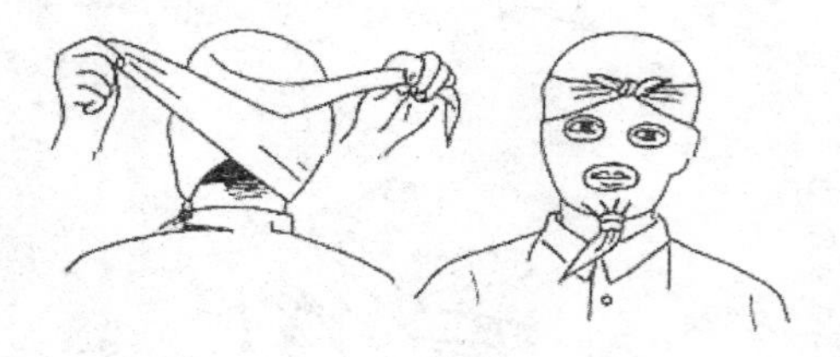

图 4—22　面部包扎法

3）眼部包扎法。分为单眼和双眼包扎两种。

①单眼包扎法（见图 4—23）。将三角巾折成三指宽的带形，以上

1/3 处盖上伤眼，下 2/3 从耳下端绕向脑后至健侧，在健侧眼上方前额处反折后，转向伤侧耳上打结固定。

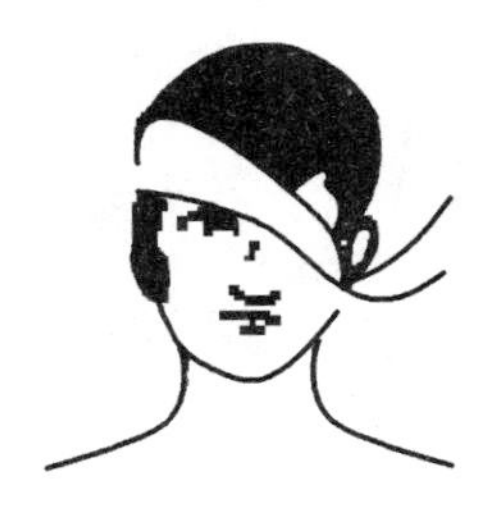
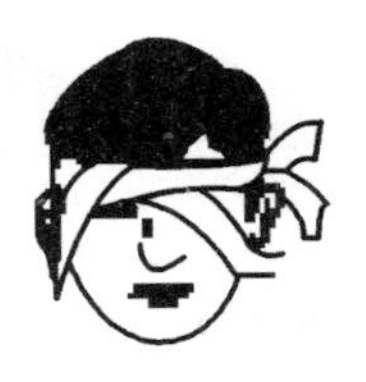
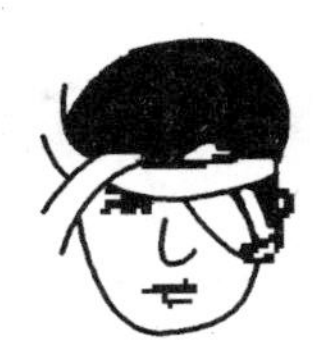

图 4—23 单眼包扎法

②双眼包扎法（见图 4—24）。将三角巾折成三指宽的带形，从枕后部拉向双眼交叉，再绕向枕下部打结固定。

4）下颏包扎法（见图 4—25）。将三角巾折成三指宽的带形，留出系带一端从颈后包住下颏部，与另一端在颊侧面交叉反折，转回颏下，伸向头顶部，在两耳交叉打结固定。

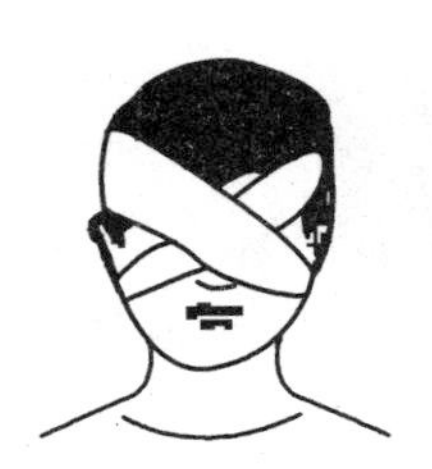
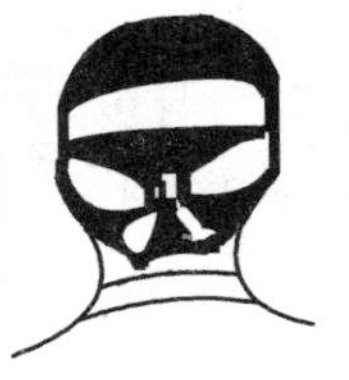

图 4—24 双眼包扎法

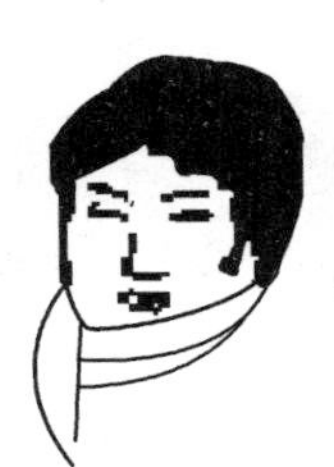
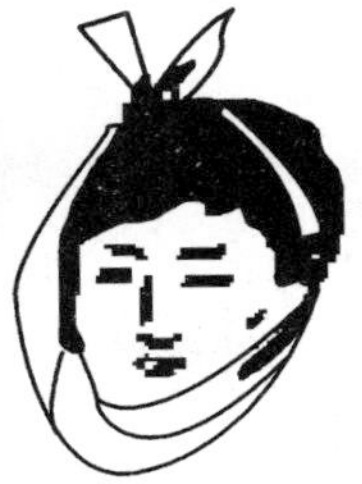

图 4—25 下颏包扎法

5）单肩包扎法（见图 4—26）。把三角巾一底角斜放在胸前对侧腋下，将三角巾顶角盖住后肩部，用顶角系带在上臂三角肌处固定，再把另一个底角上翻后拉，在腋下两角打结。

6）胸部包扎法。分为单胸包扎法和双胸包扎法两种。

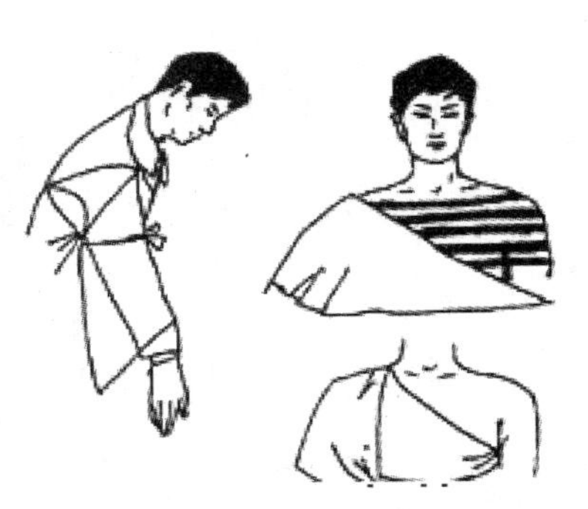

图 4—26 单肩包扎法

①单胸包扎法（见图 4—27）。将三角巾顶角对准肩峰，盖住伤部，底边上翻把两底角回胸，在背后与顶角系带打结固定。

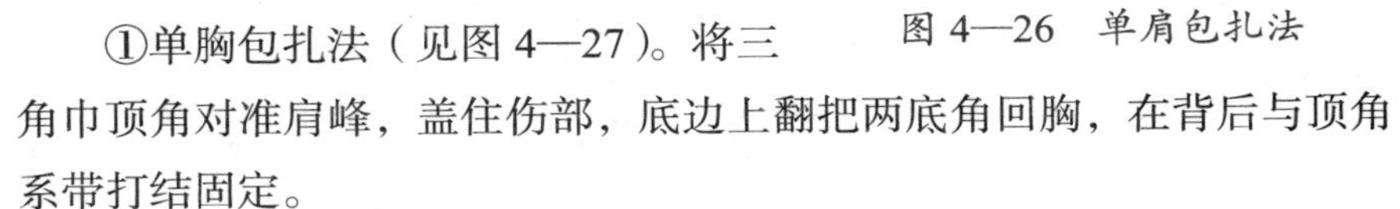

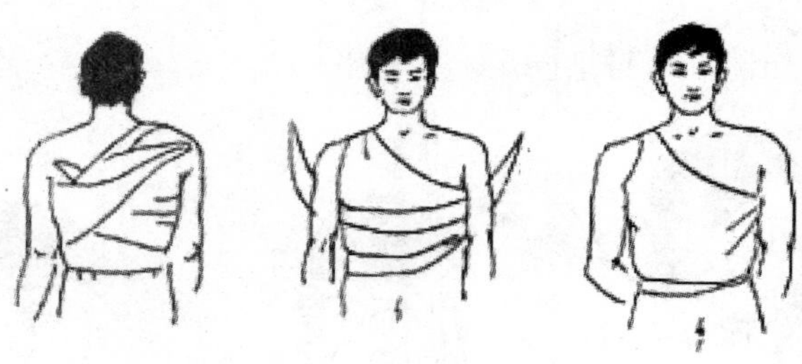

图 4—27 单胸包扎法

②双胸包扎法（见图 4—28）。将三角巾一个底角对准肩部，顶角系带围在腰对侧底边，中央打结，上翻另一个底角盖住胸部，在背后 V 形打结固定。

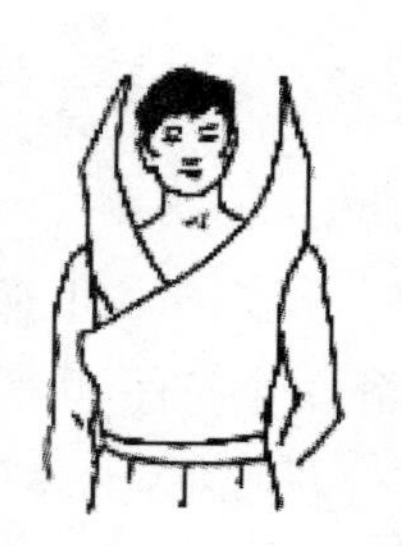

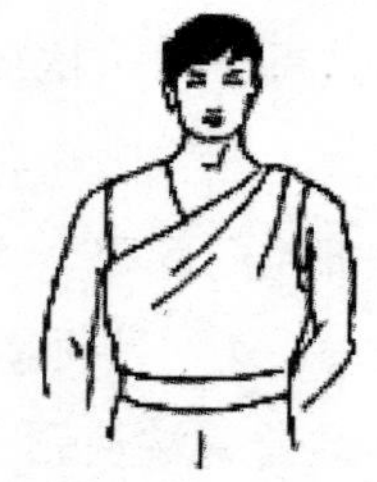

图 4—28 双胸包扎法

7）腹部包扎法。三角巾底边上翻 10厘米，横放于腹部，两端在腰后打结，顶角带子从两侧腿间拉向后面与两端连接。

8）臀部包扎法。分为单臀包扎法和双臀包扎法两种

①单臀包扎法（见图 4—29）。将三角巾顶角将臀部盖住，顶角系带在裤袋底处围腿绕住，下侧底角上翻至对侧腰部和另一底角在健侧髂上打结固定。

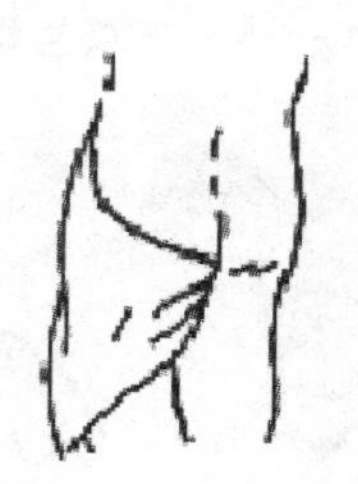

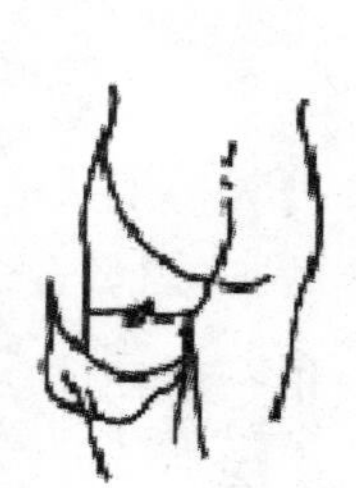

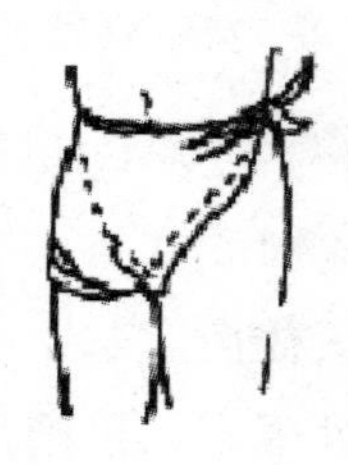

图 4—29 单臀包扎法

②双臀包扎法（见图 4—30）。需要两块三角巾。将两条三角巾的顶角打结，放在臀缝的稍上方，然后把上面两底角由背后绕到腹前打结，下面两底角分别从大腿内侧向前拉，在腹股沟部与三角底边做一假扣结上。

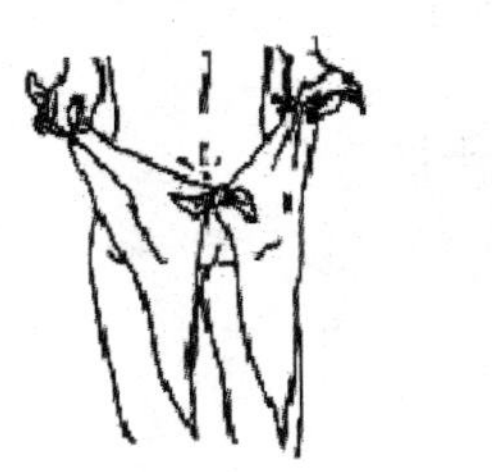
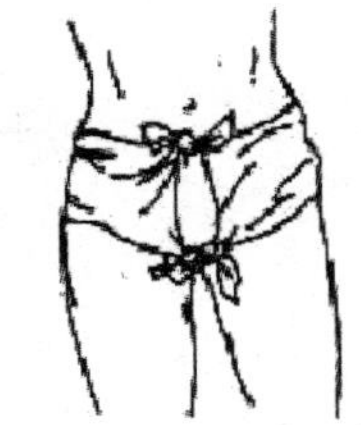
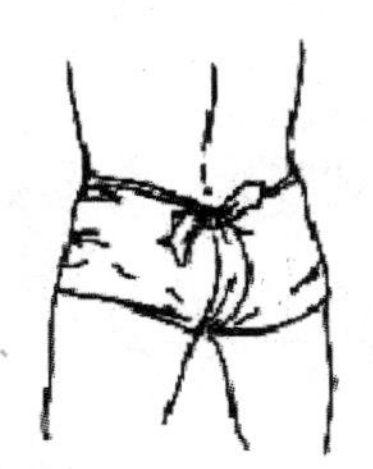

图 4—30　双臀包扎法

9）肘、膝关节包扎法（见图 4—31、图 4—32）。将三角巾折成四指宽，盖住膝（肘）关节，在膝（肘）窝处交叉后，两端返绕膝（肘）关节，在外侧打结。

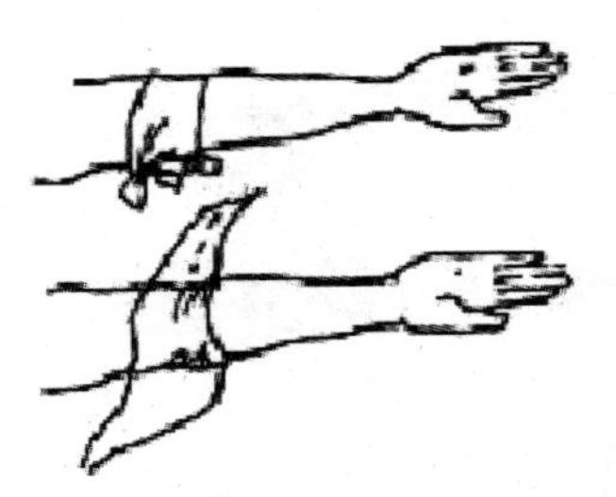

图 4—31　肘关节包扎法

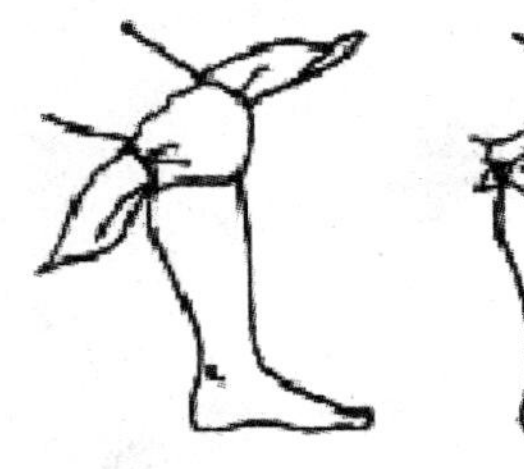
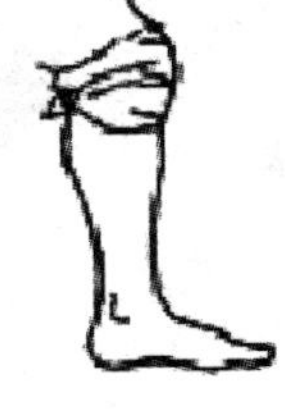

图 4—32　膝关节包扎法

10）足部包扎法（见图 4—33）。将三角巾对折，足放在中间，中趾对准顶角，把顶角上翻盖住脚背，两角在脚背交叉，围绕腕（踝）关节，在脚背上打结。

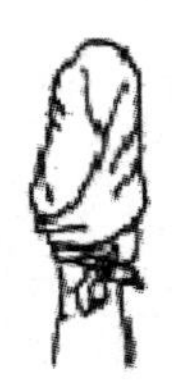
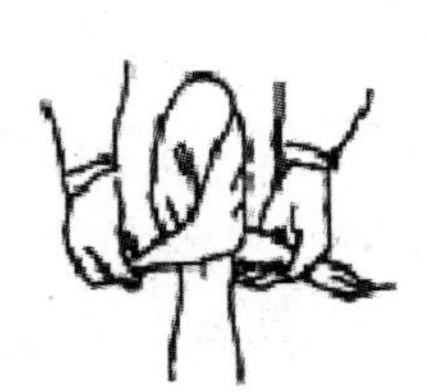
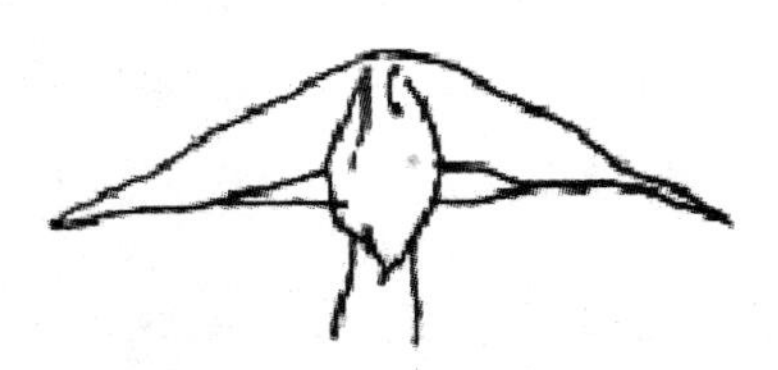

图 4—33　足部包扎法

（2）三角巾包扎注意事项

1）包扎前认真评估受伤情况。

2）包扎时部位要准，动作要快、轻，不要触及伤口，以免加重疼痛、出血及污染。

3）包扎的松紧要适度，既要保证血运，又要注意牢固，不松脱。

4）注意病人舒适及保持功能位。

十、固定方法

骨、关节损伤时必须固定制动，较严重的软组织损伤也宜将局部固定。固定的目的是：减轻疼痛，避免骨折片损伤血管、神经和周围组织，防止休克及便于搬动伤员。

1．骨折固定方法

（1）锁骨骨折固定方法（见图 4—34）。锁骨骨折固定有两种方法，即三角巾固定法和丁字形夹板固定法。

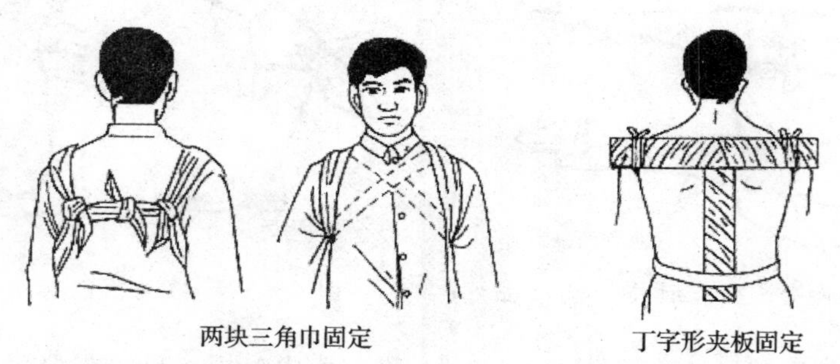

图 4—34　锁骨骨折固定方法

（2）脊椎骨折固定方法（见图 4—35）。脊椎骨折的患者严禁起坐，未固定前不得轻易搬动，以免加重损伤。

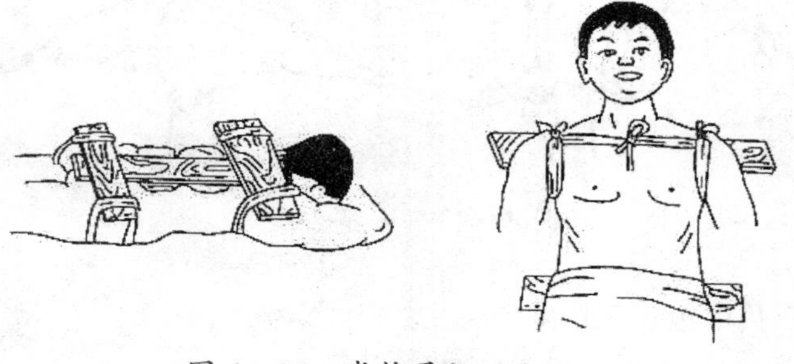

图 4—35　脊椎骨折固定方法

（3）上臂骨折固定方法。上臂骨折可用三角巾作无夹板固定（见图 4—36）或用夹板固定（见图 4—37）。

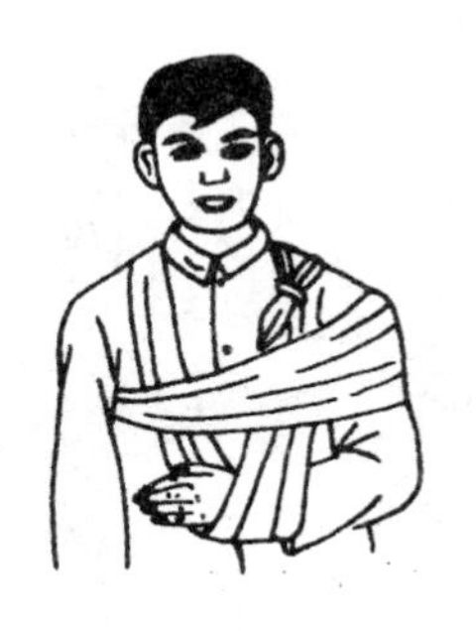

图 4—36 上臂骨折三角巾无夹板固定方法

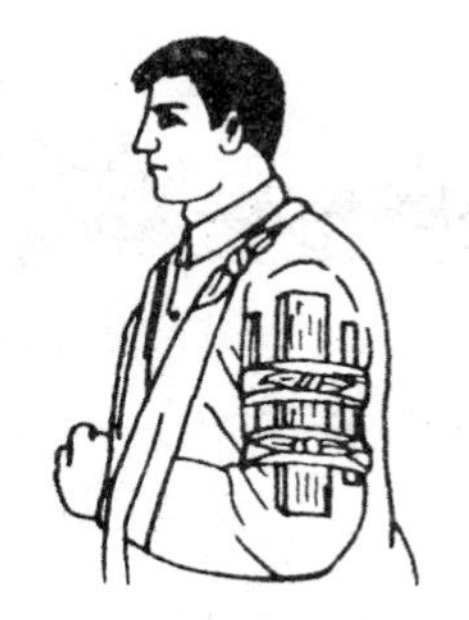

图 4—37 上臂骨折三角巾夹板固定方法

（4）前臂骨折固定方法。前臂骨折可用夹板和三角巾作夹板固定法（见图 4—38）或用绷带和三角巾作无夹板固定法（见图 4—39）。

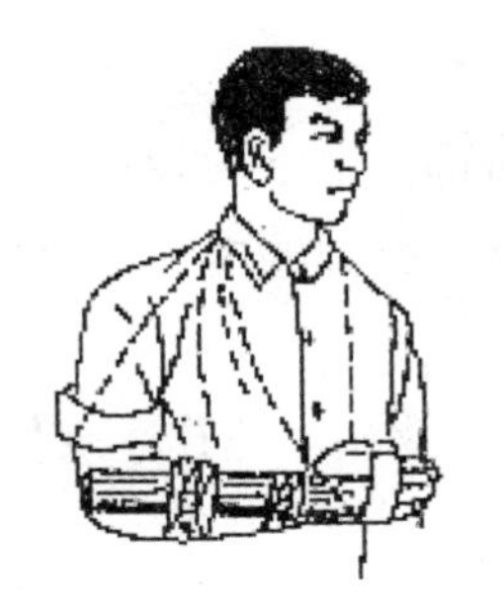

图 4—38 前臂骨折夹板和三角巾固定方法

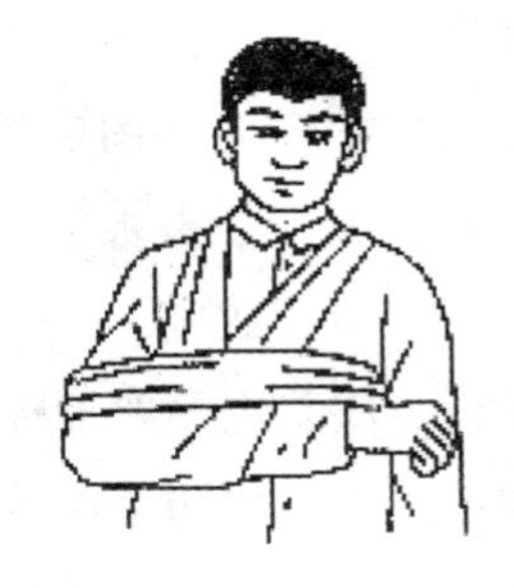

图 4—39 前臂骨折绷带和三角巾固定方法

（5）大腿骨折固定方法。大腿骨折固定时应上至腋下，下至足跟固定，如图 4—40 所示。

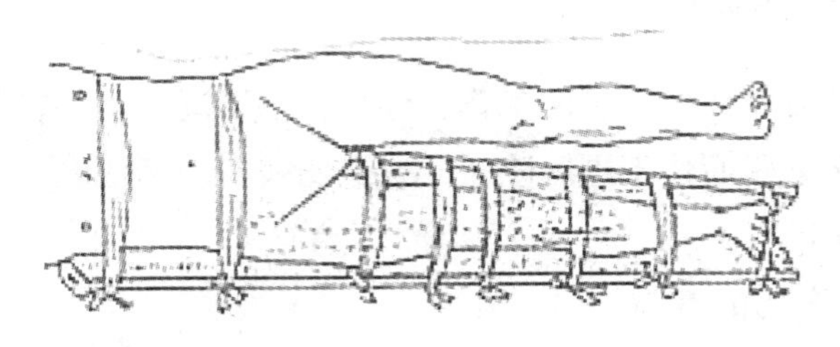

图 4—40 大腿骨折固定方法

（6）小腿骨折固定方法。小腿骨折可用夹板固定或将伤肢靠着健肢固定，如图 4—41 所示。

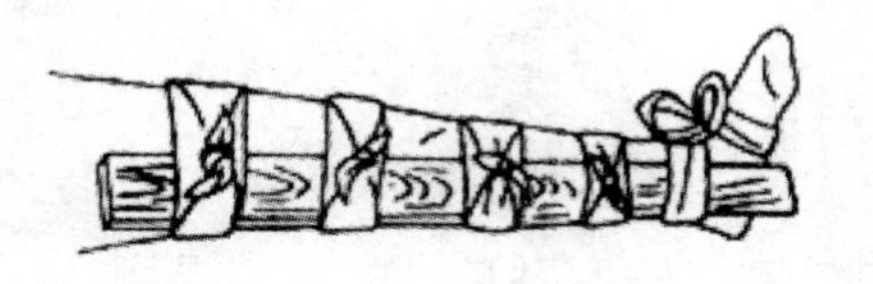
夹板固定

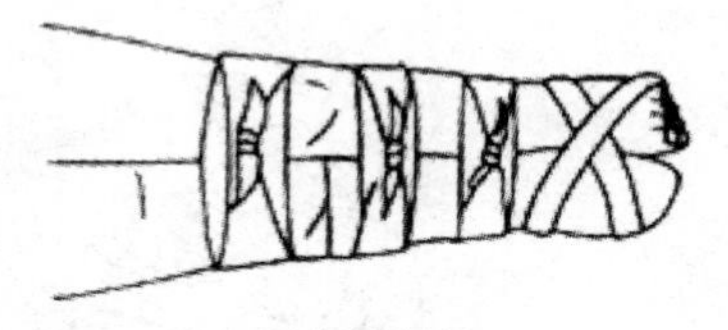
无夹板固定

图 4—41　小腿骨折固定方法

2．骨折固定注意事项

（1）认真评估伤情，如有伤口和出血，应先止血，并包扎伤口，再固定骨折。如有休克先进行抗休克处理。

（2）固定时尽可能保持伤肢的功能位。

（3）对开放性骨折进行处理时不可将刺出的骨折断端送回伤口内，以免造成感染。

（4）用夹板固定时，固定的范围除骨折部位上下两端外，还包括骨折部的上下两个关节。夹板的长度也要包括骨折部的上下两个关节，宽度要与骨折的肢体相适应。

（5）夹板与皮肤之间要加棉垫、布或其他物品，尤其注意骨隆突处、夹板两端和悬空处，以防受压或固定不牢。

（6）固定应松紧适度，并保证血液循环。

（7）四肢固定时应露出指（趾）端，一边观察血运情况。若发现指（趾）端苍白、发凉、麻木、青紫或水肿则提示血液循环不良，应及时松开重新固定。

十一、外伤换药

换药是医院里医务人员的工作，但在特殊情况下，如轻伤或伤口长期不愈、病床紧张而住不进医院时，或老弱残行动不便者，伤口换药往往需要在家里进行。

1．外伤换药的准备

（1）环境的准备

1）换药前半小时及换药时，不要清扫地面、掸尘。

2）换药的区域要宽敞、整洁、光线要明亮、台面要清洁干燥。

3）换药中，操作的区域内应尽量避免人员的走动。

4）配备污物袋，将换下的脏敷料放入袋中，防止环境污染及病菌的传播。

（2）人员的准备

1）病患的准备：换药前排空大小便，或根据需要服用止痛药等。

2）操作者的准备：陪护人员在操作前必须修剪指甲、洗手，戴帽子并把头发全部遮盖住。口罩要遮住口鼻。

（3）无菌物品的准备。换药所用的金属、搪瓷器具及引流管等完全浸泡在水中，把水煮沸，保持 5 ~ 10 分钟，以达到消毒灭菌效果。如在水中加入1% ~ 2%碳酸氢钠，沸点可达105℃，不仅能增强杀菌作用，还有去污和防锈的作用。换药用的纱布可采用蒸汽消毒，如果是使用蒸笼，从蒸笼冒气算起 30 分钟方能达到灭菌目的。

换药所用的器具及敷料应定期消毒。经过消毒灭菌的器具在无菌容器内不得超过1周。无菌包内的消毒敷料，只要不被污染，可保持1 ~ 2周。

（4）家庭换药的关键在于增强无菌意识。具体应做到以下几点：

1）换药过程中，如器具、敷料有污染或怀疑被污染，则不可再使用，应予以更换或重新消毒。

2）换药时不要对着伤口咳嗽、打喷嚏。

3）打开无菌容器或抗生素溶液的瓶盖时，瓶盖的内面应朝上，并放在稳妥处，手不可触及内面，用毕立即盖上，避免在空气中暴露过久。

2．伤口的类型

根据伤口受损时间及被细菌污染程度，将伤口分为：

（1）清洁伤口，指未受细菌感染的伤口。经过及时和正确的处理后可愈合。

（2）污染伤口，指沾染了异物或细菌而未发生感染的伤口。经过及时处理的污染伤口，一般可很快愈合。

（3）感染伤口，指细菌已经繁殖并引起组织急性炎症、坏死、化脓的伤口，其中疖、痈等化脓性感染切开引流后的伤口，以及清洁伤口、污染伤口缝合后继发感染的手术切口，损伤后时间较长已发生感染化脓的伤口。

感染的伤口必须经过外科手术处理，如充分引流伤口分泌物后，再去除坏死组织，同时加强换药处理，以促进伤口肉芽生长后愈合。

此外，慢性溃疡、创面无明显感染，但经久不愈者，可经积极换药或手术处理以促进其愈合。

3．外伤换药的方法

家庭换药主要针对感染的伤口。多见中风后瘫痪卧床引起的压疮感染；分娩时会阴部切口继发性感染；哺乳期妇女急性乳腺炎；胆道和泌尿道手术后各种人造的瘘口；慢性下肢溃疡等感染伤口。

（1）换药物品的准备。消毒的镊子、钳子各一把、换药碗或盘1～2只，消毒纱布若干块，消毒棉球若干，并分别浸于70%酒精和0.9%氯化钠溶液中。感染伤口的引流还需要准备经抗生素溶液浸泡的纱布条。

（2）病患的准备。换药前应满足病患的生理需要，如饮食、排泄等；针对换药所致的疼痛，可在换药前服用止痛药物；病人应选择适当的体位。

（3）换药的基本步骤

1）揭敷料。动作要轻巧，外层敷料用手去除，内层敷料应用无菌的镊子移除。若敷料已干涸而紧贴创面时，应用生理盐水湿润后再揭。

2）消毒伤口周围的皮肤。缝合的伤口用酒精棉球由中央向外擦洗伤口周围的皮肤。引流后的感染伤口则用酒精棉球由外向中央擦洗，一般擦2～3次。注意酒精棉球不可擦洗伤口内创面。

3）清洁伤口。用钳子钳住生理盐水棉球轻轻蘸伤口内渗出物，使用几只棉球即可蘸净（注意勿将棉球遗留在伤口内）。对继发感染的伤口尤其要注意伤口内有无线头等异物，一经发现应及时除去。

4）放置引流物。如果伤口需要引流，应根据体位将纱布条、乳胶管等引流物置于伤口的最低位，松紧适宜，并将引流物的末端露于伤口外。

5）固定。覆盖消毒纱布，连同引流管用胶布加以妥善固定。

4．外伤换药注意事项

（1）换药的动作要轻，尽量减少病患的疼痛。

（2）换药时注意无菌意识，以促进伤口尽快愈合。

（3）外伤换药，有条件的家庭应尽量去医院换药，在特殊情况下需要进行家庭换药时，可事先请医务人员来家里指导、示范，在此基础上对伤口的类型、大小、深浅、创面有无引流物等情况有充分的了解。

提　示

1. 换药时要观察伤口炎症的消退情况，如有脓液时用镊子夹住无菌棉签浸蘸脓液，然后置入消毒的试管内，及时送医院作细菌培养和药敏试验，以利于指导抗生素的应用。

2. 对于伤口较深、污染严重者应尽早去医院就诊，切勿自行处理。

（4）换药的间隔时间应根据伤口的具体情况而定。如伤口没有脓液，可 3 ~ 5 天换一次药；如伤口有少许脓液，可 1 ~ 2 天换一次药；如伤口脓液较多，气味较大，应每天换 1 ~ 2 次药；当出现伤口渗血、渗液较多时，应及时更换敷料。

十二、吸氧护理

氧气疗法是临床上针对缺氧的一种治疗方法，即给予缺氧的病人吸入氧气，其目的在于提高病人肺泡内氧分压，从而提高动脉血氧分压，纠正低氧血症及其带来的危害，挽救病人的生命。

相关链接

缺氧是指组织不能获得足够的氧气或利用氧发生障碍而使机体的机能、代谢、形态结构发生异常变化。

1. 吸氧适用范围

（1）因呼吸系统疾病而影响肺活量者。

（2）心脏功能不全，使肺部充血致呼吸困难者。

（3）各种中毒引起的呼吸困难。

（4）昏迷、脑血管意外、大出血休克、分娩产程过长等。

2. 病患吸氧护理方法

（1）密切观察氧疗效果，如呼吸困难等症状减轻或缓解，心跳正常或接近正常，则表明氧疗有效。否则应寻找原因，及时进行处理。

（2）高浓度供氧不宜时间过长，一般认为吸氧浓度 > 60%，持续 24 小时以上，则可能发生氧中毒。

（3）对慢性阻塞性肺病急性加重患者给予高浓度吸氧可能导致呼吸抑制使病情恶化，一般应给予控制性（即低浓度持续）吸氧。

（4）对于急性左心衰竭病人吸氧时，应在湿化瓶内加入浓度为30% ~ 70% 的酒精。因为酒精可减低肺内泡沫的表面张力，使其破裂，消除泡沫，改善通气，改善缺氧，同时给予高流量吸氧（4 ~ 6 升 / 分）。

（5）氧疗注意加温和湿化，呼吸道内保持 37℃温度和 95% ~ 100% 湿度是黏液纤毛系统正常清除功能的必要条件，故吸入氧应通过湿化瓶和必要的加温装置，以防止吸入干冷的氧气刺激损伤呼吸道黏膜，致痰干结和影响纤毛的“清道夫”功能。

（6）防止污染和导管堵塞，对鼻塞、输氧导管、湿化加温装置，呼吸机管道系统等应经常定时更换和清洗消毒，以防止交叉感染。吸氧导管、鼻塞应随时注意检查有无分泌物堵塞，并及时更换。以保证有效和安全的氧疗。

（7）使用氧气时，应先调节流量后插管；停止使用时，应先拔管，再关闭氧气开关。以免一旦拧错开关，大量氧气突然冲入呼吸道而损伤肺部组织。

提　示

用氧过程中一定要注意安全，做好防火、防热、防油等工作。

3．氧气袋、氧气瓶使用与保管方法

目前使用氧气袋、氧气瓶吸氧普遍应用于家庭中。这种吸氧方法是陪护人员必须要掌握的急救技术。一般情况下，家里的病人如果患有肺病、气管疾病、哮喘病、冠心病、高血压等病症时，容易缺氧，出现呼吸困难，就要及时购买氧气袋，以备急用。

提　示

各大医院急救中心都可以灌装氧气。

（1）使用方法：分为鼻导管吸氧和口罩吸氧法两种。

吸氧前的准备：确认氧气袋没有漏气、氧气瓶中有氧、吸氧管通畅；将胶管的一头接好鼻塞，另一头接在湿化瓶里，氧气袋与湿化瓶的另一端连接好。

提　示

湿气瓶内装 1/3 ～ 1/2 的蒸馏水或纯净水，禁用自来水。

1）鼻导管吸氧法（最常用的方法）。在吸氧前，要认真地向病人讲清楚吸氧的必要性，讲清楚吸氧过程中会产生异物感，口、咽不适感，消除其心理恐惧。接着擦干净鼻孔，以水湿润导管的前端，检查导管前端确实畅通后，徐徐插入鼻腔，导管插入长度 4 ～ 5 厘米为宜，如无咳呛，就可以用胶布将导管固定在面颊部。打开开关，根据水泡大小调节氧气流量，即可以吸氧。

2）双侧鼻导管法。清洁病人的鼻腔，将双侧鼻导管连接到湿化瓶，调节流量后将双侧鼻导管插入鼻孔中，深约 1 厘米，固定好。病人无不适感，适合长期使用。

3）口罩吸氧法。此法虽然比较简单，且没有任何刺激，但是浪费比较大，通常多用于小儿。用一漏斗型口罩与氧气导管连接好，将口罩接近病人口鼻约 3 厘米处，打开开关，即可以吸氧气。

（2）用氧注意事项

1）密切注意病人的情况，若呼吸由困难到顺畅，心率恢复正常，神智逐步清楚，说明缺氧得到纠正；如果情况继续恶化，呼吸仍然缓慢，应注意有二氧化碳潴留的危险，要立即与医生取得联系。

2）要掌握好流量，给氧流量要根据病人的具体情况而定，但流量不要太高，特别是呼吸衰竭的病人，否则反而会加重呼吸抑制，造成危险。一般成年人，以每分钟 3 ～ 6 升为宜，小儿以每分钟 1 ～ 4 升为宜。最好在吸氧前，听取医生的意见。掌握氧气袋的特点，当向外输出氧气时，初期的流量大，后期由于袋内氧气消耗，压力自然降低，流量也随之减少。因此，在初期应该适当夹闭氧气袋的输出导管，控制流量，随着氧气慢慢消耗，逐步放开夹闭的导管，最后还应该适当给氧气袋加压，以保持氧气的流量。

3）需要长时间吸氧者，应注意导管的卫生、消毒与通畅，12 ~ 24 小时应更换消毒的导管一次，并由另外一侧鼻孔插入。

4）在吸氧过程中，家属与病人在氧气袋附近绝对禁止吸烟，以防发生火灾。

5）病人在吸氧过程中，如需要饮水、饮食，应停止吸氧，待进食、饮水完毕后，再继续吸氧。

（3）氧气袋保管方法

1）新买的氧气袋用清水洗净，待干燥后可以使用。

2）氧气袋要放在阴凉通风处，避免暴晒，距离暖气 1 米以上。

3）做好防火、防热、防油的工作。

4）用过的橡胶鼻导管用清水洗净，煮沸消毒备用。湿化瓶每 3 天清洗消毒一次。

5）避免碰触尖锐的物体，以防对氧气袋造成损坏。

6）定时检查氧气袋的性能，保证必要时能及时使用。

7）氧气瓶的氧气不能用尽，一般留一格，防止下次充气时灰尘杂质进入瓶内。

十三、口对口人工呼吸

口对口人工呼吸是施救者口唇对准病人的口唇，施救者将吸入的气体吹入病人的气道内，以便帮助病人呼吸，满足病人体内对氧的需求。病人一旦发生呼吸停止，就需要马上做口对口人工呼吸进行急救。

1．口对口人工呼吸方法

（1）将病人置于仰卧位，头偏向一侧，将两只手指缠上手帕或纱布后，清理病人口腔，包括痰液、呕吐物及异物等，如有假牙要取下。

（2）解开病人的领口、领带、腰带等束缚物，以防阻碍呼吸。

（3）施救者站在病人右侧，将病人颈部伸直，右手放于病人额部，并向后、向下用力；左手向上托病人的下颏，使病人的头部后仰，两手共同作用使颏部抬起，气道打开（见图 4—42）。开放气道时成人、儿童及婴儿头后仰的角度分别为：成人头部后仰的程度为下颏角与耳垂连线垂直地面；儿童、婴儿头部后仰的程度为下颏角与耳垂连线与地面成 60 度角、30 度角。

（4）施救者左手捏住病人鼻孔（防止漏气），右手轻压病人下颏，把口腔打开。

（5）施救者自己先深吸一口气，用自己的口唇把病人的口唇包住，向病人嘴里吹气（见图4—43）。吹气要均匀，但不要用力过猛。吹气的同时用眼角观察病人的胸部，如看到病人的胸部膨起，表明气体吹进了病人的肺脏，吹气的力度合适。停止吹气，待病人膨起的胸部自然回落后，再深吸一口气重复吹气，这样反复进行，每分钟重复14～16次。

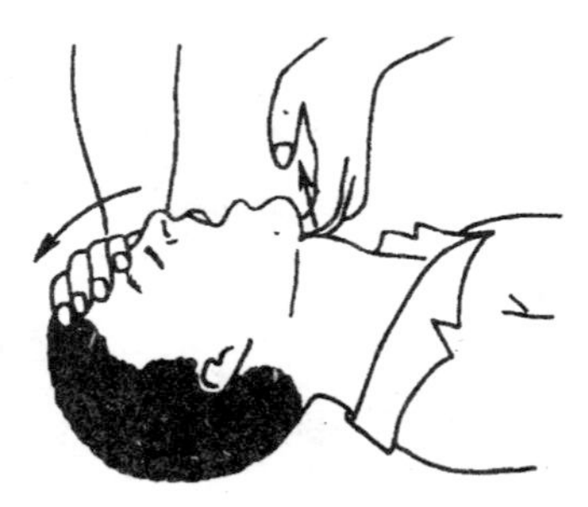
图4—42　头部后仰状态

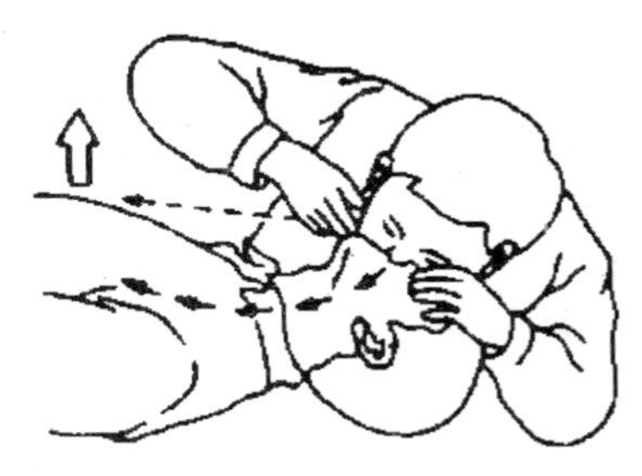
图4—43　吹气状态

（6）对1岁以下婴儿进行抢救时，施救者要用自己的嘴把孩子的嘴和鼻子全部都包住进行人工呼吸。对婴幼儿和儿童施救时，吹气力度要减小。

相关链接

判断有无呼吸的方法

一听：侧头用耳听伤病员口鼻的呼吸声。

二看：用眼看胸部和上腹部随呼吸而上下起伏。

三感觉：用面颊感觉呼吸气流。

2．口对口人工呼吸注意事项

（1）病人的呼吸道要通畅无阻，以使气体容易进出。

（2）每次吹气量不要过大。气量过大或吹气过快，可使咽部压力超过食管开放压，使气体进入胃部引起胃膨隆。

（3）吹气的同时不要按压胸部。

（4）如有活动的假牙应立即取出，以免坠入气管。

（5）不论何种原因引起的呼吸停止，均系重症危症，最好分秒必争地进行抢救，或及时就近送医院治疗。

十四、人工胸外心脏按压

胸外心脏按压是心脏停跳时采用人工方法使心脏恢复跳动的急救方法。心跳停止应立即进行胸外心脏按压。

1．人工胸外心脏按压方法（见图 4—44）

（1）迅速将病人置于仰卧位，平放于地面或硬板上，睡在软床垫上的病人，应在其背部垫一块硬板或直接将病人移到地板上抢救。抢救者的腰部应高于病人的胸部，以保证足够的压力。

（2）施救者两只手掌根重叠（一手掌根部紧贴按压区；另一手掌根重叠放于另一手手背上，使全部手指脱离胸壁）置于病人胸骨中下 1/3 交界处；儿童年龄 1 ~ 8 岁：胸部正中乳头连线水平（胸部下 1/2 处）；婴儿年龄小于 1 岁：胸部正中（紧贴乳头连线下方水平）。肘关节伸直，借助身体之重力垂直向下用力按压。

（3）按压次数：成人每分钟 80 ~ 100 次；儿童每分钟 100 次；婴儿每分钟 120 次。下压时间与放松时间比为 1 ∶ 2。

（4）按压深度：成人胸骨下陷4 ~ 5厘米，儿童3厘米，婴儿2厘米。

（5）对儿童心脏按压只需用一只手掌紧贴按压区；婴儿只用中指与食指在按压区加压即可，位置要高一点，靠近乳头连线中点上方一指。

2．人工胸外心脏按压注意事项

（1）按压部位要正确，按压部位太低易引起胃内容物返流、剑突折断而至肝破裂等腹部脏器损伤；按压部位太高则易引起损伤大血管。

（2）施救者的双手是平行叠放，而非垂直叠放，以免力量分散。

（3）按压时手指要抬离胸壁，以防压力沿手指传至肋骨引起骨折。

（4）按压时，双臂保持垂直不能弯曲，并应垂直向下用力。

（5）观察有无下列并发症发生：胸骨、肋骨骨折，肝、脾破裂，血胸，气胸，心包积液等。

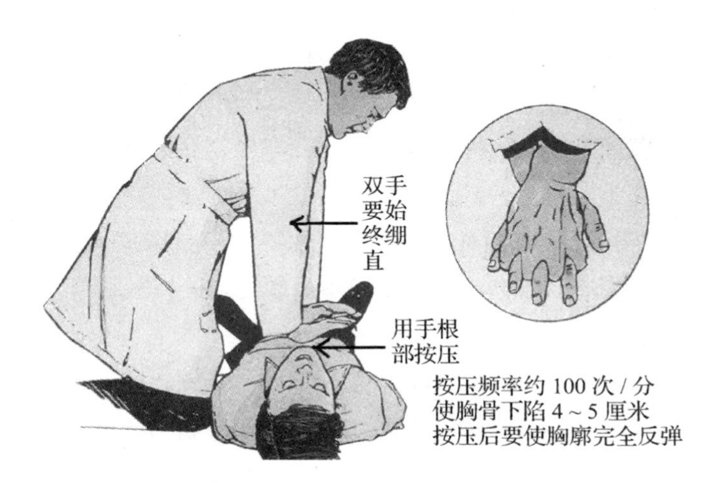

图 4—44 胸外心脏按压

十五、器官异物护理

1．眼内异物防护

（1）症状表现：视乳头水肿、视力障碍、眼球不能随意动、角膜混浊等。

（2）眼内异物处理。眼内异物无论性质如何，都可能将细菌带入眼内，而且眼内容物又是细菌容易繁殖的场所，一旦怀疑眼内异物，应立即加强抗感染治疗，预防发生化脓性眼内炎，并迅速作确诊眼内异物的检查和定位，尽快摘出眼内异物及缝合伤口，术后定期检查，特别是在伤后两周，注意有无交感性眼炎的发生。

相关链接

预防眼内进异物：遇大风天气，可带防风镜。从事某些职业的工人，经常会有小异物飞溅到额面部，工作时应戴防护眼镜。

1）沙尘类。当沙尘随风飞入眼内时，产生的刺激，使人们常常不由自主地用手或手绢揉擦眼睛，这不仅无法解决问题，反而使异物嵌入组织内而难以取出。正确的方法是：用拇指和食指捏住上眼皮，轻轻向前提起，护理员向眼内轻吹气，刺激眼睛流泪，将沙尘冲出，这一方法如不奏效，则翻开眼皮直接查找异物。先让病人眼睛向上看，护理员用手轻扒开眼睑寻找。如果没有，可翻开上眼皮寻找，以及眼皮的边缘和白眼球。应特别注意下眼皮与眼球交界处的皱折处，此处易留存异物。如果进入眼内的沙尘较多，可用清水冲洗。

2）灰砂、铁屑等异物。灰砂、铁屑等异物溅入眼内，自觉有异物感，疼痛、流泪等刺激症状，翻转上眼睑可见异物。

处理时不可揉，以防异物滚动损伤眼球。可将眼皮向前拉，让眼泪将异物冲走或用冷开水冲洗以冲走异物。如无效，闭上眼睛，眼珠向下，作以下处理：

①生理盐水或3%硼酸水冲洗结膜囊。

②消毒棉签蘸少许生理盐水轻轻擦去，然后滴用抗生素眼药水。

③必要时送医院诊治。

提　示

处理眼内异物时：

1．护理员要先洗手再对患者进行处理。

2．不要让病人揉眼睛。

3．不要用棉花等物品取异物。不要取虹膜或瞳孔口的异物；

4．异物取出后，应让戴隐形眼镜的人摘掉隐形眼镜。

2．耳内异物防护

（1）耳内异物症状表现。大的异物可引起听力障碍、耳鸣、耳痛和反射性咳嗽；豆类遇水膨胀可刺激外耳道皮肤发炎、糜烂和感染；异物嵌顿在耳道的骨性部分时可有剧烈的疼痛；进入耳道的动物性异物爬行和骚动时，病人会感到难以忍受的耳鸣和耳痛。

（2）耳内异物处理。一旦发现耳内有异物，一般应到医院由医生进行处理。因为外耳道的尽头只是一层很薄的鼓膜，稍不小心便会将鼓膜弄破，引起感染。在无法就医时，可根据异物性质、大小和位置来决定取异物的办法，按下列办法处理：

1）如果是非动物性异物，可试单脚进行跳动几次，并将患侧朝向低处，有可能将异物振出来。

2）如果是水进入耳朵，可按上法跳动或将棉签轻轻探入耳中，吸干水分。

3）细小的异物进入耳朵时，一般可用镊子取出。遇水后膨胀的豆类可先用95%酒精滴入，使之脱水缩小后再取出。对于圆形的小玻璃球可用特制的器械取出，不能用镊子，以防将其推向深处。

4）小虫等动物性异物，可先滴入香油或其他油类，先将其淹死，也可用70%酒精或乙醚滴入，使小虫麻痹后再行取出。或者用电灯接近耳边照射外耳道，或者吹入香烟的烟雾，将小虫熏出来。

提　示

耳内异物是可以预防的：

1．要常教育孩子不要把小东西向耳朵里乱塞。

2．成人不要用火柴杆及牙签之类掏挖耳朵。

3．鼻内异物防护

（1）鼻异物症状表现。鼻腔异物会造成一侧鼻腔堵塞，通气不畅，由于异物的刺激，鼻黏膜充血水肿，鼻涕增多，起初为黏液，逐渐因继发感染而变为脓性。异物长时间刺激，还能使黏膜糜烂、长出肉芽，以致鼻腔分泌物带血或鼻出血，还可有干酪样物，并有臭味。有时还可出现头痛等症状。

（2）鼻内异物处理

1）首先是要及早发现鼻异物，对于幼儿及学龄前儿童，应注意观察，一旦发现有一侧鼻堵现象发生或不明原因的鼻出血、流脓鼻涕，应考虑到鼻异物，发现鼻子有臭味的更应及早检查。

2）鼻异物一旦被发现，不要惊慌失措，应及时到专科医院就诊，医生可用1%可卡因和1%麻黄素喷入鼻腔，待鼻黏膜麻醉后再用特殊的器械将其取出，已发生化脓感染的要积极控制。

3）发现鼻异物，不要自己用钳子夹取异物，以免将异物推得更深或伤及鼻腔内其他组织，尤其是当小儿哭闹时，还易将异物吸人气管内，发生气管异物，可危及生命。

相关链接

鼻内异物是可以预防的，不要往鼻子里乱塞异物或用异物捅鼻孔。家长也应经常关心孩子，并检查鼻腔有无堵塞、流鼻涕、发出臭味等现象，若有应及时到医院检查。

4．呼吸道异物

呼吸道异物、气管异物是最常见的一种紧急意外，一旦发生应立即到医院急诊处理，取异物需要有专门的技术及医疗设备，要争分夺秒，切不可延误。

（1）呼吸道异物症状表现。异物进入下呼吸道的当时有剧烈咳嗽，以后常有或长或短的无症状期，故易于误诊。由于异物性质、存留部位及形状不同，症状也各异：

1）喉异物。异物入喉时，立即发生呛咳、气急、反射性喉痉挛，而引起吸气性呼吸困难及喘鸣，若异物停留于喉上口，则有声音嘶哑或吞咽困难。稍大异物若阻塞于声门可立即窒息致死。

2）气管异物。异物刚吸入，其症状与喉异物相似，以呛咳为主。以后，活动性异物随气流移动，可引起阵发性咳嗽及呼吸困难，在呼气末期于气管处可听到异物冲击气管壁和声门下区的拍击声。并在甲状软骨下可触及异物撞击震动感。由于气管腔被异物所占，或声门下水肿而狭小，致呼吸困难，并可引起喘鸣。

3）支气管异物。早期症状与气管异物相似。由于不同种类异物可以出现不同症状。植物性异物，如花生米、豆类，因含有游离脂酸、油酸，对黏膜刺激较大，常出现高热、咳嗽、咯脓痰等急性支气管炎症状。若为金属异物，对局部刺激较小，如不发生阻塞，可存留在支气管中数月而无症状，以后，由于异物嵌顿于支气管而造成不同程度阻塞而出现不同症状。异物阻塞气管可引起肺不张及肺炎，有时较长时间被误诊为支气管炎或肺炎。

（2）呼吸道异物处理。呼吸道异物只有极少数的病人可自行咯出。诊断确定后应迅速通过手术取出。所以一旦明确是气管异物，应迅速送往医院耳鼻喉科，由医生在气管镜下取出异物，喉梗阻严重的可作气管切开。异物取出后因喉头受刺激会引起喉水肿，可用激素、抗生素消炎治疗。

相关链接

呼吸道异物的发生是可以预防的，不让婴幼儿独自吃瓜子、花生米、豆类及其他带核的食物；不让婴幼儿口含小玩具，不让婴幼儿玩纽扣、发卡、小珠子等；吃饭或吃其他带核的食物时，不要逗引孩子笑或哭闹，更不要恐吓、责骂孩子，也不要让孩子口含着食物乱跑乱跳；不要让大孩子往小孩子嘴里塞食物。

5．食管异物

（1）食管异物症状表现

1）吞咽困难。

2）吞咽疼痛，流涎，颈及胸骨后痛。

3）大的异物压迫喉或气管可有呼吸困难。

4）颈部肿胀、压痛。

（2）食管异物处理。食管异物应于食管镜下取出，若异物存留时间较久，病人就诊时极度衰竭、脱水、食管炎症较重，应先纠正全身情况，抗炎治疗，待情况好转再进行食管镜检并取出异物。对特殊形状、尖锐或带钩异物，如假牙等应先研究，设计取出方案后，再行手术取出，防止强拉硬拉造成食管黏膜损伤、穿孔等并发症，如已有并发症或异物插入主动脉弓压迫食管狭窄部位，危险性大时，请胸外科开胸取出。

提　示

误吞异物后，切忌自行吞服饭团、馒头、韭菜等食物，以免加重损伤，增加手术的困难。

手术后若有黏膜损伤，应禁食、或镜下留鼻饲管，在医生指导下大量使用广谱抗生素（青霉素，先锋霉素，利复星）。有穿孔者请胸外科协助处理。

相关链接

有些情况食道异物是可以预防的：

1. 进食时要细嚼慢咽，不宜过于匆忙。牙齿脱落较多或用假牙托的老人，尤应注意。损坏的假牙要及时修复，以免进食时松动、脱落，误吞成为食管异物。

2. 教育小儿改正口含小玩物的不良习惯，以防不慎咽下。

3. 全麻或昏迷病人，应将活动的假牙取出。

思考与练习

1. 简述重症病人的心理特点。
2. 简述慢性病人的心理特点。
3. 心理护理的目标包括哪些？
4. 正常人体温、脉搏、呼吸和血压的波动范围是多少？
5. 人体哪些部位禁用冷敷？
6. 如何确定胃管是否在胃内？
7. 简述鼻饲饮食注意事项。
8. 简述血压的测量方法。
9. 简述止血带止血方法。
10. 简述骨折固定的注意事项。
11. 外伤换药时需要准备哪些用物？
12. 简述口对口人工呼吸的频率及注意事项。
13. 简述胸外按压的深度与频率。
14. 简述胸外按压的注意事项。
15. 简述眼内异物的基本处理方法。
16. 简述呼吸道异物的处理方法。

综合训练

1. 给卧床病人测量血压。
2. 给呼吸停止的病人做口对口人工呼吸。
3. 给心脏停止跳动的病人做胸外心脏按压。

5 第五章　常见病患护理

第一节　常见疾病护理

一、高血压病人护理

高血压是一种以动脉血压持续升高为主要表现的慢性疾病，常引起心、脑、肾等重要器官的病变并出现相应的后果。

世界卫生组织建议使用的血压标准：正常成年人收缩压应小于或等于 140 mmHg，舒张压小于或等于 90 mmHg。

相关链接

诊断高血压时，必须多次测量血压，至少有非同日两次舒张压值在 90 mmHg 或以上才能确诊为高血压。

1．病因

（1）年龄：发病率有随年龄增长而增高的趋势，40 岁以上者发病率高。

（2）摄入盐过多：摄入食盐多者，高血压发病率高。

（3）体重：肥胖者发病率高。

（4）遗传：大约半数高血压患者有家族史。

（5）环境与职业：有噪声的工作环境，过度紧张的脑力劳动均易发生高血压，城市中的高血压发病率高于农村。

2．症状

该病早期一般无特异性症状，可有头晕、头痛、眼花、耳鸣、失眠、乏力、注意力不集中等表现。

（1）脑部表现：剧烈头痛、视力障碍、恶心、呕吐、抽搐、昏迷、短时偏瘫、失语等。

（2）心脏表现：早期症状不明显，后期发生心力衰竭。

（3）肾脏表现：长期高血压致肾小动脉硬化。肾功能减退时，可引起夜尿，多尿，严重者出现氮质血症及尿毒症。

（4）动脉改变：血管壁弹性降低，增厚，血管压力自然增加，导致血压增高更加明显。

（5）眼底改变：高血压可引起眼底血管充血，压力过大导致血管破裂出血，出现眼前有斑点，严重者可导致失明。

3．防治基本原则

（1）限盐：每日摄入盐量小于 3 克。

（2）控制体重：身体质量指数（BMI）的计算方法为：

$$BMI=体重（千克）/身高^{2}（米^{2}）$$

男性 BMI 大于 25、女性大于 24 为超重，BMI 大于 27 为肥胖。

相关链接

身体质量指数（BMI），是衡量是否肥胖和标准体重的重要指标。计算适用范围：18 ～ 65 岁的人士。儿童、发育中的青少年、孕妇、乳母、老人及身形健硕的运动员除外。

世界卫生组织认为 BMI 指数保持在 22 左右是比较理想的。

（3）自身预防

1）高血压病人要定期测量血压，应至少 1 ～ 2 周测量一次。

2）定时服用降压药，自己不随意减量或停药，可在医生指导下及视病情加以调整，防止血压反跳。

3）注意劳逸结合、合理饮食、适当运动、保持情绪稳定、保证睡眠充足。

4）戒烟限酒。

4．日常护理方法

（1）病情观察。血压持续增高的病人，应每日测量血压 2 ～ 3 次，并做好记录。

相关链接

如血压波动过大，要警惕脑出血的发生。如在血压急剧增高的同时，出现头痛、视物模糊、恶心、呕吐、抽搐等症状，应考虑高血压脑病的发生。如出现端坐呼吸、喘憋、紫绀、咳粉红色泡沫痰等，应考虑急性左心衰竭的发生。出现上述各种表现时均应立即送医院进行紧急救治。

端坐式呼吸：又叫强迫坐位，是指病人为了减轻呼吸困难而被迫采取端坐位或半卧位的状态。

（2）用药护理。服用降压药应从小剂量开始，逐渐加量。同时，密切观察疗效，如血压下降过快，应调整药物剂量。在血压长期控制稳定后，可按医嘱逐渐减量，不得随意停药。

相关链接

某些降压药物可引起体位性低血压，在服药后应卧床2～3小时，必要时协助病人起床，待其坐起片刻，无异常后，方可下床活动。

（3）饮食调养

1）高血压病人饮食需要适时定量，不饥不饱，不暴饮暴食。

2）食盐摄入量每天应该限制在3克以下。

3）高血压病人要多吃些含钾丰富的食物。如油菜、菠菜、小白菜、芹菜及西红柿等。

相关链接

高血压并发肾功能不全时，则不宜吃含钾多的食物，否则会因少尿而引起体内钾积蓄过多，导致心律紊乱以致心脏骤停。

二、脑血管病人护理

1．动脉硬化性脑梗塞

（1）定义及概况。动脉硬化性脑梗塞是脑部动脉粥样硬化和血栓形成，使脑血管管腔狭窄或闭塞，导致急性脑供血不足，引起局部脑组织缺血性坏死。病人可出现偏瘫、失语等脑局灶性损害症状，属缺血性脑血管病。以老年人多见。高脂饮食、糖尿病、吸烟等患者中发病率较高。

相关链接

动脉粥样硬化就是动脉壁上沉积了一层像小米粥样的脂类，使动脉弹性减低、管腔变窄的病变。

（2）预防。由于本病的根本病因是动脉粥样硬化，所以，预防动脉硬化成为预防本病的重要环节。平时应多吃蔬菜；忌食含胆固醇丰富的食品（如动物内脏、动物脂肪、蛋黄等）；积极治疗糖尿病、高血压和适当选用降压药物，但要防止血压突然下降或低血压过久。

（3）护理

1）对于刚刚发生头痛、头晕、眩晕、耳鸣、手颤、手指麻木等急性期病人应卧床休息，取平卧位为好，以保证脑血流供给，减轻脑组织缺血状况。

2）保持瘫痪肢体功能位置，帮助病人做患肢及关节的被动运动，预防肌肉萎缩。对大小关节作屈伸膝、屈伸肘，弯伸手指等被动运动，避免关节僵硬。稍能活动的病人可在他人搀扶下坐在凳椅上做提腿、伸膝和扶物站立等活动，以防止心血管机能减退。

3）恢复期要加强患侧肢体的按摩和功能锻炼。病情基本稳定后，可在他人的搀扶下进行站立、走路、身体两侧活动、下蹲等活动。锻炼时要注意活动量应逐步增加，循序渐进，不宜过度疲劳。患侧上肢可做平举、抬高、上举等运动，以改善血循环，消除浮肿，平卧床可主动屈伸手臂，伸屈手腕和并拢、撑开手指，手抓乒乓球、小铁球等。

2．短暂脑缺血发作

（1）定义及概况。短暂脑缺血发作是指在短时间内脑血流量减少引起的脑功能障碍，每次犯病的时间持续不久，通常是数秒钟、数分钟或数小时等，最长不超过 24 小时。据统计，约有 25% ~ 40%病人，在 5 年内将产生严重的脑梗塞，而威胁病人生命。

（2）预防

1）短暂脑缺血最主要的病因是动脉硬化，因此应主要预防动脉硬化。

2）戒烟、戒酒，有中风家族史和其他血管危险因素的人定期查血小板聚集功能。

3）适当控制脂肪的摄入，忌过咸、过甜食品。

（3）护理。发作时应卧床休息，注意枕头不宜太高，以病人枕部和水平面成 15 ~ 20°为宜，以免影响头部血液供应。病人仰头或转头动作要轻柔。频繁发作的病人应避免重体力劳动，在如厕、沐浴等活动时安排专人看护。

3．高血压性脑出血病患者护理

高血压性脑出血又称脑溢血，好发于 50 岁左右的高血压病人，大多病情严重、预后差、死亡率高。高血压和动脉硬化是脑出血最常见的原因。

（1）症状表现。病人突感头晕、头痛，随即出现语音不清、跌倒等，继之出现意识障碍，表现嗜睡或昏迷、反复呕吐、并可吐出咖啡样液体。持续高热或低热，早期病人呼吸深而慢，如病情恶化表现为呼吸快而不规则。脉搏缓慢而充实，如血压不稳定且逐渐下降，脉搏则快而弱。

（2）预防措施

1）早期发现是否患有高血压，40 岁以后要经常测量血压，一旦发现高血压，应在医生指导下坚持系统的治疗。

2）病人要注意工作和休息调节，避免过劳、精神紧张、情绪激动、避免突然的体位改变。

3）戒除烟酒。

4）日常饮食应清淡，低脂肪。

5）保持大便通畅。

6）适当参加锻炼。

7）对服用降压药的病人，一定要长期坚持，不能时服时停，导致血压不稳定。

（3）护理措施

1）急性期病人应绝对安静卧床 4 周以上，避免不必要的搬动。

2）昏迷病人头要偏向一侧，以保持呼吸道通畅，防止口内分泌物吸入气管，引起吸入性肺炎；头部可略抬高、稍后仰，以防局部血管受压而导致脑水肿。

3）加强皮肤清洁和护理，勤按摩受压部位，或将受压部位放置软枕、气垫等予以保护，发病 48 小时内只能小范围移动肩部及臀部，切忌因翻身而牵动头部。

4）保持病人大小便通畅，可给小剂量缓泻药，如用番泻叶泡水饮，或在肛门内塞入肥皂头、开塞露等进行简易通便，防止便秘引起病人烦躁不安，甚至再度出血。

5）饮食宜清淡，可多食蔬菜、水果及植物油，适量食用蛋类及瘦肉等营养成分较高的食物，以增强体质，利于康复。忌油腻、辛辣、过咸和过甜的食物，忌饮酒、吸烟，忌食动物内脏、羊脑等。

三、冠心病病人护理

冠状动脉粥样硬化性心脏病简称为冠心病，也称缺血性心脏病。冠心病是由冠状动脉粥样硬化引起的，早期无明显症状，中晚期冠状动脉管腔狭窄超过 50% ~ 70%时，则致使心肌供血不足，甚至完全堵塞，出现明显的临床症状，包括心绞痛、心律失常，急性心肌梗塞，心力衰竭和心脏骤停（猝死）等。

1．基础护理措施

（1）生活要有规律。冠心病病人的日常工作、生活学习要有规律。护理员要让病人按时进餐，按时起床和睡觉，努力养成早睡早起、午间小憩的习惯。睡眠一定要充足，每日应有足够的睡眠时间，老年人一般每日睡 7 ~ 9 小时，冠心病病人可以略多一些。

（2）适当进行健身活动。要注意劳逸结合、动静结合，要参加适当的体育活动，如散步、慢跑、打太极拳等，也可以做一些一般的轻体力劳动，不要因病惧怕参加体育锻炼，但不能骤然从事剧烈的活动或重体力劳动。

（3）情绪要稳定。冠心病的病程长，老人心胸应开阔，情绪要稳定，不过于激动或兴奋，也不得过于焦虑和紧张，时时注意身心健康。否则，轻则引起心绞痛，重则导致急性心肌梗塞。

（4）预防肥胖。肥胖会额外加重心脏负担，坚持低脂、低热能饮食及适量运动，切忌暴饮暴食。冠心病病人的晚餐量要少，尤其是常在夜间发作心绞痛的病人，晚餐量更应该减少。

（5）戒除烟酒等不良嗜好。吸烟、酗酒、饮咖啡、喝浓茶等习惯对冠心病病人极为不利，所以一定要戒掉烟酒等不良嗜好。

（6）严格遵照医嘱，坚持服药。要把药物治疗和非药物疗法有机地结合起来，才能使病情得到很好的控制。

（7）注意观察病情。护理员和病人家属应掌握冠心病的常见症状，同时要学会并掌握一些急症救治技能。日常注意密切观察病人病情变化，病人一旦发生心绞痛或心肌梗塞，要及时采取措施或送往医院救治。

2．心绞痛

心绞痛是心肌缺血所出现的以发作性胸痛或胸部不适为主要表现的一组症状。老年人引起心绞痛的主要原因是冠状动脉粥样硬化和冠状动脉痉挛所致的管腔狭窄致心肌供血不足，进而导致心肌急性暂时缺血、缺氧引起的以阵发性胸骨后压榨性疼痛为特征的临床症候群。

（1）症状表现。心绞痛发作时病人多表现出面色苍白、表情焦虑、血压增高或下降、心率增快或减慢，可有心律失常，疼痛多为突然发作的绞痛，呈压榨性闷痛。疼痛多发生于体力劳动时或情绪激动、饱餐、受冷、吸烟等情况下，持续时间多在 1 ～ 5 分钟，极少超过 15 分钟，一般经休息或含服硝酸甘油后 1 ～ 5 分钟缓解，心绞痛的发生部位以胸骨中或上 1/3 处最常见，其次为心前区，可放射至颈、咽部或左肩与左臂内侧。

（2）护理措施

1）心绞痛发作时的护理。心绞痛发作时，应立即原地休息，坐下或躺在床上，保持安静，直到疼痛消失为止。频繁发作的病人要绝对卧床，条件许可时立即给予氧气吸入。同时，严密观察病情，注意定时测量血压、脉搏、心率及心律变化。不要轻易搬移病人。立即舌下含服硝酸甘油，让药物在舌下完全溶解，在吞咽后稍稍保留一点唾液。同时，拨打 120 急救电话，请医生上门救治病人。

含服硝酸甘油后，如疼痛未见缓解，5 ～ 10 分钟后可重复服用等量的硝酸甘油，直到疼痛缓解为止，但服用总量不可超过 3 片。若经上述处理病人疼痛仍未减轻或消退，应立即叫救护车到医院就诊。

2）消除诱发因素，预防心绞痛发作。大多数的心绞痛发作均有诱因，护理员应根据病人个人的具体情况，总结出每次发病的特点，调整体力活动量，避免过度的情绪激动、焦虑、发怒、精神紧张，减轻不必要的心理负担。注意天气变化，突然受到寒冷刺激或饱餐也可诱发心绞痛。总之在实际生活中予以针对性预防。

3）改变饮食结构。限制脂肪摄入，控制肥胖，戒烟、酒，避免暴饮暴食，积极防治高血压和高脂血症，限制钠盐的摄入，减少冠心病的危险。

4）注意症状变化，警惕心肌梗死的发生。病人应注意每次心绞痛发作的症状及诱发因素的变化，不稳定性心绞痛常是导致急性心肌梗死和猝死的前驱信号，对初发的心绞痛病人、症状和诱因进行性恶化的病人，必须住院治疗，并严密观察病情变化。

具有以下情况之一者，要提高警惕：

①新近发生的心绞痛。

②原有心绞痛症状加重、发作较频繁、持续时间延长、硝酸甘油疗效较差。

③心绞痛持续时间超过 20 分钟，经休息或含服硝酸甘油不能缓解。

④心绞痛发作时伴恶心呕吐、大汗和心功能不全，或伴心动过缓、严重心律失常以及血压大幅度波动等。

5）用药护理

①硝酸甘油是缓解心绞痛的首选药，如心绞痛发作时可用短效制剂 1 ~ 2 片舌下含化，通过唾液溶解而吸收，1 ~ 2 分钟即开始起作用，约半小时后作用消失，嘱咐病人不要直接吞服药物，如药物不易被溶解，可轻轻嚼碎继续含化。

②应用硝酸酯类药物时告诉病人可能出现头昏、头胀痛、头部跳动感、面红、心悸，继续用药数日后这些现象可自行消失。为避免体位性低血压所引起的晕厥，病人应平卧片刻，慢慢起床。

③对长期服用 β 受体阻滞剂的病人，应嘱咐病人不能随意突然停药或漏服，否则会引起心绞痛加剧或心肌梗塞。因食物能延缓此类药物吸收，故应在饭前服用。

3．急性心肌梗死

心肌梗死是由于长久而严重的心肌缺血而引起的部分心肌坏死。多数病人是在冠状动脉粥样硬化的基础上合并血栓形成或持续性痉挛，使血管腔发生急性阻塞。

（1）症状表现。梗死前多有心绞痛频繁发作或程度加重，发作时最早、最突出的症状是胸痛，其性质和部位均与心绞痛相似，但更为严重而持久。疼痛持续时间长，可达数小时或数天不等；病人伴有大汗，烦躁不安，濒死感等。少数病人可无胸痛。当心肌损伤严重、心肌梗死面积广泛时，病人便会出现面色苍白或青色、皮肤湿冷、脉搏细速、血压下降、尿量减少、反应迟钝甚至昏迷。广泛心肌梗死的早期，由于梗死后心肌收缩力减弱，病人会突然出现呼吸困难、咳嗽、烦躁等心力衰竭的表现。严重者会发生肺水肿。在发病后 1 ~ 2 周内多发生心律失常，发病 24 小时内发生率最高，也最危险，是心肌梗死致死原因之一。

急性心肌梗死患者发病前预兆：

1）原为间断发作的心绞痛，短期内变为频繁发作。

2）胸痛程度加剧，持续时间长，并伴有恶心、呕吐，经充分休息和含服硝酸甘油片后见效甚微。

3）中老年人血压正常或原有高血压，而近期内突然血压下降或正常，若冠心病病人一旦出现上述表象，应提高警惕，应及时卧床休息、保持安静、并舌下含硝酸甘油片，有条件者可同时吸氧，并及时看医生。

（2）急救与护理措施。家庭中若有人突然发生心肌梗死，护理员首先应保持镇定，不要惊慌失措，应立即让病人就地平卧或坐着休息，保持绝对安静，切勿让其再活动或任意搬动。给病人舌下含服硝酸甘油片，有条件者同时给予吸氧，让病人保持镇静，此后立即打电话请医生到家中诊治。当处理平稳后再由医生陪同转送医院治疗，同时电话通知病人亲属，告知情况。

1）住院期间护理

①休息。绝对卧床休息是治疗心肌梗死的重要措施，在急性期 10 ~ 14 天内病人应完全卧床休息，一切活动如洗漱、饮食、翻身、大小便等，均需护理员协助完成。一般急性期病人绝对卧床休息时间的长短应根据梗死的范围、有无并发症及各项检查结果而定。

②吸氧。急性心肌梗死病人，住院的前 7 天均应持续低流量吸氧，以后逐渐改为间歇吸氧。若疼痛剧烈，心律失常，心衰或心源性休克应加大吸氧量，待病人病情稳定后，再持续低流量吸氧。及时吸氧有利于预防心律失常，改善心肌缺血缺氧，减轻疼痛；早期吸氧有助于缩小心肌坏死范围。

③止痛。急性心肌梗死常有心前区剧痛，持续性疼痛常提示病情的严重，剧烈疼痛可引起反复性症状，动脉收缩，加重坏死的心肌缺血缺氧，甚至导致严重的心律失常、心衰、休克等，故应及时给予止痛。

④大小便的护理。排便时因用力，使血压上升，脉搏加快，心脏负担过重，诱发心律失常，甚至室颤，心跳骤停，突然死亡。对心肌梗死的病人应预防便秘，可口服果导片，选用适量蛋白质，充足的纤维素等

饮食以促进肠蠕动，利于通便。

2）心理护理。急性心肌梗死时，胸痛程度剧烈，有濒死感，往往使病人产生恐惧心理，心肌坏死大大削弱了病人的心脏功能，活动耐力和自理能力的减弱，又易使病人产生焦虑不安，甚至是悲观沮丧心理，护理员应善于观察，分析病人的心理变化，针对病人不同心理特点，实施针对性护理，使病人解除思想顾虑，正确对待疾病，配合治疗。

3）心肌梗死病人出院后的护理

①严格遵照医嘱服药和复查。如果出现胸闷、心慌、憋气、出冷汗等症状，立即到医院看医生，或请保健医生上门诊治。

②保持乐观、开朗的心情。护理人员及病人家属应劝慰和开导病人，要心胸开阔，顺其自然，情绪稳定、乐观，避免情绪激动，遇事不要急躁，要劳逸结合，绝对避免过度劳累。

③尽量不单独外出。病人外出时护理人员或病人家属最好陪伴其左右，且要随身带急救药物，如硝酸甘油等。

④戒除烟酒等不良嗜好。吸烟、酗酒、饮咖啡、喝浓茶等习惯对冠心病病人极为不利，所以一定要戒掉烟酒等不良嗜好。

⑤合理膳食。营养搭配要科学，宜食低盐、低热量、低脂肪、低胆固醇食物，尽量不吃或少吃肥肉、动物内脏、蛋黄等食物。每餐以吃7分饱为宜。

⑥保持大便通畅。应多吃些蔬菜等素食，避免用力排便，以减少心肌梗死复发的风险。

⑦适当运动，坚持健身。病人应加强健身运动，如散步、打太极拳、慢跑、游泳、骑自行车等。但是，运动量不能过大，要循序渐进，运动前须做5 ~ 15分钟的伸展运动；运动过程中应时常自检脉搏，每分钟应保持不超过110 ~ 120次。每次锻炼时间应不超过30分钟，运动结束时要做5 ~ 10分钟的舒展运动。每周运动3 ~ 5次。运动应有规律，每次都应在特定的时间内活动，做到持之以恒。运动中如出现胸闷等情况，要立即停止运动并含服硝酸甘油。

⑧定期复查。心肌梗死病人应至少每2 ~ 3个月复查血压、血脂和血液黏稠度，如果高于正常值，要积极采取治疗措施；并要积极预防和治疗高血压、糖尿病和脑血管病等。

⑨氧疗。心肌梗死病人家中应常备有 1 ～ 2 个氧气枕，如条件容许应每天睡前和餐后坚持吸氧 20 分钟左右。

⑩保持室内温度、湿度相对适宜。病人居室温度应保持在20℃左右，湿度应保持在 50% ～ 60%；太冷、太热、过于干燥或潮湿的房间都会加重心脏负担，对病人的康复不利。

4．冠心病病人饮食调养方法

（1）饮食原则与适宜饮食。低热能、低脂肪、低胆固醇、低糖，富含维生素、丰富的优质蛋白质和纤维素，且易于消化吸收的半流质或软食较为合适。最好是少食多餐，要注意早餐吃饱、中餐吃好、晚餐吃少的原则。冠心病病人应常吃和多吃粗粮、瘦肉、大枣、芝麻、大豆及其制品，最好选用豆油、玉米油、芝麻油为烹调用油，酵母、绿叶蔬菜、柠檬、大麦、燕麦、大豆、豌豆、海带、海藻、脱脂奶、酸奶、鸡蛋白、鸡、鱼、兔以及冬瓜、蜂蜜、山楂、大蒜等。

（2）饮食禁忌。限制热能、脂肪、糖，忌食巧克力、糖果、甜点、动物脂肪、肥肉、黄油、奶油、冰激凌等；菜子油、花生、花生油、豆腐等应尽量少食；忌食富含胆固醇的食物，如动物的脑、脊髓、肝、肾、肺、肠、蛋黄、墨鱼、鱿鱼、蚌、螺、蛏、蚬、蟹、鱼子；禁吃刺激性食品，如浓茶、咖啡、辣椒、咖喱等；禁烟、酒、限制食盐。勿暴饮暴食。

四、糖尿病病人护理

糖尿病是一种血液中的葡萄糖容易堆积过多的疾病。临床上以高血糖为主要特点，典型病例可出现多尿、多饮、多食、消瘦等表现，即“三多一少”症状，糖尿病（血糖）一旦控制不好会引发并发症，导致肾、眼、足等部位的病变，严重者会造成尿毒症。视网膜症、肾病和神经障碍，被称为糖尿病的三大并发症。

1．常见症状特征

（1）多尿。血糖越高，尿糖排泄越多，尿量越多，24 小时尿量可达 5 000 ～ 10 000 毫升。

（2）多饮。多尿进一步加重多饮。

（3）多食。机体不能充分利用葡萄糖，大量葡萄糖从尿中排泄，因此机体实际上处于半饥饿状态，能量缺乏亦引起食欲亢进。

（4）体重下降。主要是由于胰岛素绝对或相对缺乏或胰岛素抵抗，机体不能充分利用葡萄糖产生能量，致脂肪和蛋白质分解加强，消耗过多，体重逐渐下降，乃至出现消瘦。

（5）乏力。由于葡萄糖不能被完全氧化，即人体不能充分利用葡萄糖和有效地释放出能量，同时组织失水，因而感到全身乏力，精神萎靡。

（6）视力下降。主要是高血糖导致晶体渗透压改变，引起晶体屈光度变化所致。

（7）并发症。慢性并发症累积全身各个组织器官，主要包括大血管（如心血管、脑血管、肾血管和四肢大血管）、微血管（如糖尿病、肾病和糖尿病视网膜病变）和神经病变（如自主神经和躯体神经等）等。

2．护理措施

（1）饮食护理。护理糖尿病病人的重点在于合理调配饮食。糖尿病病人要严格控制主食、甜食和水果的进食量，严格禁止进食纯糖；饮食要定时、定量，经常提醒病人及时就餐或加餐。病人若因主食不够而感到饥饿，可以用蔬菜来补充。督促病人养成良好的生活卫生习惯。

1）保证热量供给合理。按照病人的性别、年龄、理想体重和活动强度计算每日所需总热量。成年人休息者每日每千克标准体重应给予热量 105 ~ 125 千焦；轻体力劳动者 125 ~ 146 千焦；中体力劳动者 146 ~ 167 千焦；重体力劳动者 167 千焦。儿童、孕妇、乳母、营养不良或有消耗性疾病者应酌情增加，肥胖者酌减，使病人体重恢复至理想体重。

2）蛋白质、脂肪、碳水化合物分配要合理。饮食中蛋白质含量成人按每日每千克标准体重 0.8 ~ 1.2 克计算，儿童、孕妇、乳母、营养不良者或有消耗性疾病者可增至每日每千克体重 1.2 ~ 1.5 克。脂肪每日每千克标准体重 0.6 ~ 1.0 克；其余为碳水化合物。按上述计算蛋白质量约占总热量的 12% ~ 15%，脂肪约占 30%，碳水化合物约占 50% ~ 60%。

3）科学分配三餐。按食物成分表将上述热量折算为食谱，三餐分配一般为：1/5，2/5，2/5 或 1/3，1/3，1/3。三餐饮食要搭配均匀，每餐均有碳水化合物、脂肪和蛋白质，且要定时、定量，这样有利于减缓葡萄糖的吸收，增加胰岛素的释放。按此食谱食用 2 ~ 3 周血糖应当下降，若效果不佳应作必要的调整。糖尿病患者必须禁酒。

4）营养配餐。主食提倡食用粗制米、面和适量杂粮，忌食葡萄糖、蔗糖、蜜糖及其制品。每日摄取的蛋白质中动物蛋白应占总量的1/3，以保证必需氨基酸的供给。

食用含不饱和脂肪酸的植物油，忌食动物脂肪，以减少饱和脂肪酸的摄入，其量应少于总热量的10%，肥胖者予以低脂饮食。

少食胆固醇含量高的食品如肝、脑、肾等动物内脏类及鱼子、虾卵、蚬肉、蛋黄等，胆固醇的摄入量应低于每日300毫克。

饮食中应增加纤维含量，每日饮食中纤维素含量不宜少于40克。纤维素可促进肠蠕动，防止便秘，同时可延缓食物的消化吸收，降低餐后血糖高峰。

病情控制较差者要注意B族维生素和维生素C的补充。粗粮、干豆、及绿叶蔬菜中含B族维生素较多，新鲜蔬菜中维生素C含量丰富。病情控制较好者，可在保健医生指导下适量进食水果。

（2）运动锻炼。对能活动的老年糖尿病病人，要劝导、督促和帮助其多参加体力活动。活动项目及活动量视病人的体质及病情而定，量力而行。对卧床的老年病人，可帮助其做些被动运动，如按摩、活动关节等，也可让其自己做些肢体活动。

体育锻炼方式包括走路、慢跑、骑自行车、健身操、游泳及做家务劳动等。活动时间为20 ~ 40分钟，可逐步延长，每日1 ~ 2次，用胰岛素或口服降糖药物者最好每日定时活动；肥胖病人可适当增加活动次数。病人运动强度要科学、合理，比较合适的活动强度为：活动时病人的心率应达到个体50%的最大耗氧量：

运动心率：

$$最大心率=220-年龄$$

$$最低运动心率=最大心率\times 0.6$$

$$最高运动心率=最大心率\times 0.9$$

正常50岁人运动强度，心率应控制在130次左右为宜。例如，一个50岁病人最大心率为220−50=170次/分，最低和最高运动心率分别为102次/分和153次/分。

体育锻炼的注意事项有：血糖较高或尿酮阳性者不宜作上述活动。2型糖尿病有心脑血管疾患或严重微血管病变者按具体情况妥善安排，收缩压大于24千帕时停止活动。活动时间宜安排在用餐后1小时。活动前后检查足部，并注意活动时的周围环境和建筑物，避免受损伤。活动时随身携带甜点及写有姓名、家庭地址的病情卡以应急。

（3）预防感染性疾病。糖尿病病人一般对感染的抵抗力都较低，老年病人尤其如此，即使发生一般的感染性疾病也常常容易导致败血症，因此，预防感染性疾病也是护理糖尿病病人的重要工作。首先，要注意预防呼吸道疾病，如感冒、流感、支气管炎、肺炎等。其次，要注意皮肤卫生，糖尿病病人最容易患毛囊炎（小疖子）、疖肿、痈等，要及早治疗。特别要重视足部护理，足部易受伤甚至溃烂，因此每日至少检查1次患者足部皮肤外观，是否有水疱、抓伤或发红等，每日以温水清洗足部，保持足部清洁。最后，要讲究口腔卫生，糖尿病病人容易发生口腔炎、牙龈炎、牙周疾病，常发生牙齿松动、脱落、龋齿等，因此，注意预防牙病十分重要。

（4）按时按量用药。糖尿病的病程较长，大都要终身用药，在用药过程中既要防止用量不够，也要防止用药过量。药量不足，轻者对纠正血糖过高不利，会促使糖代谢紊乱，加速并发症的发展，重者可引起酮症酸中毒或昏迷；用药过量可引起低血糖反应，会增加老年人，尤其是对心血管病病人的危险性。因此，要坚持按时按量用药，不能轻易停药，尤其是应用胰岛素的病人，护理员要劝导病人遵医嘱，要注意用药时间及用药量的准确性，高龄病人常会忘记服药，护理员和病人家属应在餐前将药准备好，看着病人服下。

1）口服降糖药物护理。护理员必须督促病人按时按剂量服药，不可随意增量或减量。注意观察药物不良反应：磺脲类药物主要副作用是低血糖反应，特别是肝、肾功能不全和老年病人，其他副作用有胃肠道反应，偶有药物过敏如白细胞减少、贫血、皮肤瘙痒和皮疹。双胍类药物常见不良反应为食欲减退、恶心、呕吐、口干苦、金属味、腹泻等，偶有过敏反应。因双胍类药物促进无氧糖酵解，产生乳酸，对肝、肾功能不全、休克或心力衰竭者可诱发乳酸性酸中毒。

2）胰岛素治疗的护理。胰岛素治疗的护理目标主要是观察和预防胰岛素不良反应。护理员或病人家属在进行胰岛素治疗的护理操作时，必须在专业医生或护士的科学指导下，且在掌握要领的情况下进行。

①低血糖反应。与胰岛素使用剂量过大、饮食失调或运动过量有关。表现为头昏、心悸、多汗、饥饿甚至昏迷。对有低血糖反应者应及时检测血糖，在医生掌控下根据病情进食糖类食物如糖果、含糖饮料等或静脉推注 50%葡萄糖 20 ～ 30 毫升。确保胰岛素的有效使用剂量和时间，定时、定量进食及适量运动是预防低血糖反应的关键，包括胰岛素储存温度不可低于 2℃或高于 30℃（宜为 4 ～ 8℃），避免剧烈晃动。我国常用制剂有每毫升含 40 单位或 100 单位两种规格，使用时注意注射器与胰岛素浓度含量匹配，一般用 1 毫升注射器抽取药液以保证准确的剂量；普通胰岛素于饭前 1 ～ 2 小时皮下注射，鱼精蛋白锌胰岛素在早餐前 1 小时皮下注射；长、短效胰岛素混合使用时，应先抽短效胰岛素，再抽长效胰岛素，然后混匀，不可反向操作，以免将长效胰岛素混入短效胰岛素内，影响其速效性。教会病人按规定的时间和量进餐并合理安排每日的运动时间和运动量，若就餐时间推迟，可先吃些饼干。

②胰岛素过敏。主要表现为注射局部瘙痒、荨麻疹。

③注射部位皮下脂肪萎缩或增生，可致胰岛素吸收不良，但临床少见。停止该部位注射后多可缓慢恢复。经常更换注射部位，避免两周内在同一部位注射两次，可防止注射部位组织萎缩或增生。

（5）严密观察病情。如病人出现头晕、头痛、极度口渴、恶心、呕吐、疲乏无力、精神萎靡、嗜睡、呼吸深快、腹痛、口内有苹果酸味等情况，很可能会发生酮症酸中毒或昏迷，应立即将病人送往医院诊治。

案例与点评

某 68 岁老人，平日体健，平时特别喜欢吃熘肝尖。4 个月前单位体检发现患有糖尿病，现遵医嘱服用降糖药。但每当家人在一起进餐时，老人总是控制不住自己的食欲，频频将荤菜放入自己口中，却很少吃凉拌菜。

【点评】糖尿病的治疗除遵医嘱坚持服药外，更重要的是做好饮食控制，低脂饮食、禁吃动物内脏等，通过合理的饮食治疗，可控制糖尿病的进程，最终达到预防并发症发生的目的。护理员为老人制作膳食时应格外注意避免高脂肪饮食，餐桌上尽量摆放时令的绿色素炒菜、豆制品、用瘦肉制作的荤菜。同时向病人讲明糖尿病饮食治疗的重要性，长期坚持下去糖尿病会得到很好的控制。

五、老年性痴呆病人护理

老年痴呆是一类慢性、进行性认知功能障碍疾病，其病程隐蔽，缓慢进展。目前，对早期老年痴呆可用药物控制其进展，做好日常护理工作十分重要。

人老健忘是常见现象，一般不视作疾病。如健忘较重或突出，像刚吃过饭还要求吃饭，出门回家不认识路，叫不出自己家人的名字等，即可能患了老年性痴呆症。

1．症状特点

（1）记忆力障碍。初起对刚发生的事记不住，以后连自己的名字都会忘记，也不认识家里人，不知道自己的出生地，记不清自己已往的经历。

（2）缺乏主动性，活动减少，孤僻、自私，不关心别人，对周围事物无兴趣，易激动，常吵闹，会无故打人。

（3）缺乏羞耻感，不讲卫生，常会收集废物当珍宝。

（4）症状会逐渐严重起来，晚期时病人卧床不起，失去说话能力，身体非常虚弱，生活不能自理。

2．护理措施

（1）关心爱护病人，重视病前调养。护理员和病人的家属首先不能歧视病人，要充分地尊重、关心、爱护病人，从精神上给予其安慰，在生活上有专人照料，对沉默寡言者应鼓励多活动、多说话；让家庭成员共同创造和睦温馨、健康向上、富有生活情趣的家庭氛围，使病人体会到家人对他的关心和支持。鼓励病人树立战胜疾病的信心，避免一切不良刺激。

老年痴呆是缓慢发生的疾病，多数病人说不出明显的发病日期，而且目前尚无特效药物治疗。因此，应积极防治导致痴呆的各种危险因素，如不良的生活方式和饮食习惯、情绪抑郁、环境污染等。老人在离退休后，应积极参加社会活动，广交朋友，培养兴趣，从事力所能及的脑力和体力活动，与子女生活在一起，不脱离家庭和社会。

（2）加强病人起居生活护理。痴呆老人在卫生、饮食、大小便、起居等日常生活方面自理能力差，需要家属督促或协助。安排病人合理而有规律的生活，要求他们按时起床、就寝和进餐，使之生活接近正常规律，保证足够的休息和睡眠时间。

维持良好的个人卫生习惯，可减少感染的机会。个人卫生包括皮肤、头发、指甲、口腔等的卫生，要求早晚刷牙、洗脸，勤剪指甲，定期洗头、洗澡，勤换内衣、勤洗被褥。给予卫生指导，采取措施制止不卫生行为，如随地大小便、捡地上东西吃等。根据天气变化及时添减衣被，居室常开窗换气，被褥常在阳光下晾晒。长期卧床者要定期翻身、拍背，进行预防褥疮等护理。对病情较重的病人，要协助料理生活起居，照顾营养饮食、衣着冷暖和个人卫生。

白天尽量进行一些有益于身心健康的活动，如养花、养鱼、绘画、散步、打太极拳、编织等，另外，也可读报、听广播、选择性看一些文娱性电视（忌看恐怖、惊险及令人伤感的节目），使病人充分感受生活的乐趣，保持轻松、愉快的心情。

病人往往有睡眠障碍，要为病人创造入睡条件，周围环境要安静，入睡前用温水洗脚，不要进行刺激性谈话或观看刺激性电视等。不要给病人饮酒、吸烟、喝浓茶和咖啡，以免影响睡眠质量。对严重失眠者可在医生指导下给予药物辅助入睡，夜间不要让病人单独居住，以免发生意外。

提　示

切不可为了省事而将一切事务包办，那样反而会加速痴呆的发展。

（3）加强功能锻炼，提高病人自理能力。必须强调的是：帮助病人料理个人生活，并不是什么都去帮病人做，也不是看着病人自己去做就不管了，其含义是进行督促、检查和指导，其目的是为了保障病人生活上的需求，训练生活自理能力，延缓智能衰退。人的大脑、躯体、四肢的功能都是用则进、不用则退。

对轻度痴呆的老人，要督促病人自己料理生活，如买菜做饭、收拾房间、清理个人卫生，鼓励病人参加社会活动，安排一定时间看报、看电视，使病人与周围环境有一定接触，以分散病态思维，培养对生活的兴趣，活跃思维，减缓精神衰退。

对中、重度痴呆老人，家属要花一定时间帮助和训练病人的自理生活能力，如梳洗、进食、叠衣被、如厕，并要求其按时起床；家人或护理员陪伴病人外出，教其认路、认家门；带领病人干些家务活，如擦桌子、扫地。晚饭后可让病人看一会儿电视。坚持一段时间后，有些病人生活可以基本自理。

护理员和家属应多与病人交流，鼓励病人广交朋友和参加社会活动。加强思维、记忆、计算能力等训练。有言语障碍者进行口语训练，可通过交谈，使病人的言语、思维等能力得到训练。瘫痪的病人要加强肢体功能康复训练，防止关节强直、肌肉挛缩。

鼓励活动，保障睡眠。可根据病人平时爱好，鼓励其多活动，但活动量不宜过大，外出活动时要有人伴随，以防碰撞、跌倒或与人争执。每天应保证有 6 ~ 8 小时的睡眠，夏天尽量安排病人午睡。

（4）科学、合理、平衡膳食。一日三餐应定量、定时，尽量保持正常的饮食习惯，老年痴呆病人多数因缺乏食欲而少食甚至拒食，直接影响营养的摄入，对这些病人，要选择营养丰富、清淡爽口的食品，荤素搭配，食物温度适中，无刺、无骨，易于消化。保证其吃饱吃好，对吞咽有困难者应给以缓慢进食，不可催促，以防噎食及呛咳。对少数食欲亢进、暴饮暴食者，要适当限制食量，以防止其因消化吸收不良而出现呕吐、腹泻。有绝食行为的老人，要尽量劝其进食，实在劝食有困难者，必要时要在医生的指导下强迫其进食，以保证其营养需要。

（5）保证病人安全。对中、重度痴呆病人尤其要重视其安全护理。

1）不要让病人单独外出，以免迷路、走失，衣袋中最好放一张写有病人姓名、地址、联系电话的卡片或布条，如万一走失，便于寻找。

2）行走时应有人扶持或关照，以防跌倒摔伤，对居住在高层楼房的痴呆老人，更应防止其不慎坠楼。

3）洗澡时为其调节好水温，注意防止烫伤。进食时必须有人照看，以免呛入气管而窒息死亡，吃鱼注意不要被鱼刺卡住。

4）病人所服药品要妥善保管，病人服药时护理员必须监督或予以喂服，即要看着其将药物服下。

5）病人床铺要低矮，必要时可加围挡。

6）不要让病人单独承担家务，以免发生煤气中毒、火灾等意外。

7）老人的日常生活用品，放在其看得见、找得到的地方。

8）家里的药品、化学日用品、热水瓶、电源、刀、剪等危险品应放在安全、不容易碰触到的地方，防止病人自杀或者意外事故发生。

9）重度痴呆病人必须时时处处不离人，随时有人陪护在其左右。

（6）注意防治躯体疾病。痴呆病人多意识障碍、反应迟钝，不知冷暖及危险，很容易发生躯体疾病，患病后又不能主诉身体不适。所以对老年痴呆病人要密切观察，注意其饮食、起居、便溺情况，如发现有异常，应及时送往医院进行检查和治疗。如未及时发现而致病情加重，病人可能因合并躯体疾病而导致死亡。对卧床不起者，要加强护理；大小便不能自理者，要设法照料，保持清洁卫生，床单、被罩、衣着干净整洁，并注意保暖或防暑降温。定时协助病人翻身，防止发生褥疮，每天对骨骼突出部位进行按摩和涂擦酒精，以促进局部血液循环。

六、精神疾病护理

精神疾病是指在各种生物学、心理学以及社会环境因素影响下，大脑功能失调，导致认知、情感、意志和行为等精神活动出现不同程度障碍为临床表现的疾病。

1．常见精神疾病

依据精神疾病的病情轻重可将精神疾病分为轻型精神疾病与重型精神疾病。

（1）轻型精神疾病。如神经衰弱、强迫症、抑郁症等，主要表现为感情障碍（如焦虑、忧郁等）、思维障碍（如强迫观念等），但病人思维、认知、逻辑推理能力及其自知力都基本正常。

（2）重型精神病。如精神分裂症的初期病人也可出现焦虑、强迫观念等表现，但此类病人的认知、逻辑推理能力会变得很差，自知力也几乎全部丧失。

2．常见精神疾病症状及护理措施

（1）兴奋护理。对兴奋病人应耐心、体贴、不可粗暴、恐吓、避免触怒，安排在安静的地方，让病人做些有益的工作，转移精力，还要保证其饮食与睡眠。对极度兴奋或伤人，毁物的病人应及时隔离，或用约束带保护。

（2）逃跑和自杀企图的护理。逃跑的病人多为躁狂症、病态人格，妄想状态或精神分裂症等。自杀企图最多见于抑郁症，特别是恢复期病人，常出乎意料地自杀。其次则为更年期忧郁症或有罪感，毒害或被害妄想的病人。要注意观察病人的情绪变化，加强看护，同时注意将门窗关好，刀具、利器、绳子等物品看管好，放置在病人找不到的地方。

（3）拒食护理。鼓励其多进食，必要时喂食，如仍然拒食者可予以鼻饲。

（4）木僵护理。木僵是指病人突然处在一种状态，或站立或蹲下等，自主不会活动。部分木僵病人的意识往往是清楚的，因此护理时动作要轻，不要在病人面前议论病情。由于无自卫能力，应防止被其他病人损伤。有的病人也可突然冲动、伤人毁物。特别是紧张性木僵病人可突然转变为紧张性兴奋、行为暴烈，可导致自伤、伤人、毁物，护理参照兴奋护理方法。

（5）意识障碍护理。由于意识障碍病人反应迟钝，注意力涣散。生活不能自理或可发生难以自制的行为，要防止跌倒摔伤。有运动性不安、恐惧、冲动或攻击行为时，此时应参照兴奋护理方法进行护理。

七、恶性肿瘤病人护理

人体内所有器官都是由细胞组成的，当身体内细胞发生突变后，它会不断地分裂，不受身体控制，这些额外的大量细胞就形成肿瘤，恶性肿瘤就是人们所说的癌症。

常见恶性肿瘤：在我国危害最严重的恶性肿瘤为胃癌、肺癌、肝癌、食管癌、大肠癌、白血病、恶性淋巴瘤、子宫颈癌、鼻咽癌、乳腺癌。其中肺癌近年来有明显增加的趋势，在有些国家和地区肺癌已成为发病率和死亡率最高的恶性肿瘤。

1．常见恶性肿瘤的症状

（1）阻塞。阻塞症状常发生于空腔脏器，如支气管肿瘤引起呼吸困难，食管肿瘤引起吞咽困难，大小肠肿瘤引起肠梗阻症状，胆管、胰头肿瘤引起黄疸等。

（2）疼痛。某些来源于神经的肿瘤及生长较快的肿瘤如骨肉瘤，常早期出现疼痛；而某些肿瘤晚期由于包膜紧张、脏器破裂、肿瘤转移或压迫神经造成的疼痛则出现较晚。

（3）溃疡。是肿瘤组织坏死所形成的，呈火山口状或菜花样，不一定疼痛，有时因并发感染而使表面有恶臭的血性分泌物，此时可伴有溃疡部疼痛。

（4）出血。肿瘤破裂或侵犯血管可致出血。若肿瘤在体表，出血可直接发现，若肿瘤在体内，出血可表现为血痰、黏液血便或血性白带等。大量出血可表现为咯血、呕血或便血，且反复不止。

（5）肿块。是瘤细胞异常增生所形成的，可在体表发现或在深部查到肿物，也可以看到器官（如肝脏、甲状腺）的淋巴结肿大。

（6）压迫。如颅内肿瘤压迫脑实质引起颅内压增高，可造成头痛、呕吐、视觉障碍。甲状腺的肿瘤可压迫喉返神经，出现声音嘶哑。若压迫气管或食管，引起呼吸或吞咽困难。腹膜后肿物压迫输尿管，造成排尿困难，压迫肠管造成肠梗阻等。椎管内肿瘤压迫脊髓引起截瘫。

（7）腹水。肿瘤破裂后，内部组织液流入腹腔中，导致腹水积聚。一般恶性肿瘤中后期容易发生此症状。

2．肿瘤病人的一般护理措施

（1）疼痛的护理措施

1）提供充足的休息时间，协助病人满足生活需要。

2）指导病人采取分散注意力、放松技术、适当的按摩等方法缓解疼痛。

3）晚期病人发生疼痛时，遵医嘱给予镇痛药物。

4）保持周围环境安静、清洁、整齐、安全，减少病人因周围环境而加重疼痛的因素。

5）保持室内光线柔和，与病人说话时语言温和，以增强病人的舒适感。

（2）皮肤护理

1）保持床单整洁，长期卧床病人注意改变体位，勤翻身、勤按摩，避免褥疮的发生。

2）恶性肿瘤病人因要接受放疗、化疗，使用药物较多，易引起皮肤瘙痒。要注意保持温湿度适宜。温度在 20 ~ 25℃之间，湿度在 50% 左右。洗澡不宜过勤，一般每周 2 ~ 3 次左右。勤换贴身衣物。

（3）腹水护理

1）每日测量腹围，并记录尿量。

2）腹水较严重者，需由医生进行腹部穿刺抽出液体。

（4）呼吸困难护理

1）保持呼吸道通畅：教会病人正确有效的排痰方法。对于痰液黏稠者，应辅助化痰药，雾化吸入，并协助拍背。

2）采取半坐位或半卧位。

3）严重者给予吸氧。

（5）泌尿系疾患护理

1）对于肿瘤压迫膀胱神经的病人，容易发生尿潴留。尿潴留病人要给予留置尿管，尿管要用胶布粘贴牢固，防止牵拉损伤尿道。

2）及时清洗尿道口，女性病人要随时清理分泌物，防止泌尿系感染。

（6）饮食护理

1）保持足够的蛋白质摄入。可食用瘦猪肉、牛肉、兔肉、鸡鸭等家禽肉。

2）避免食用不易消化的食物。应多食用煮、炖、蒸等易消化的食物，少吃煎炸食品。

3）多吃维生素丰富的蔬菜、水果及其他一些有助于抗癌的食物。如芦笋、海带、大蒜、蘑菇等。

3．肿瘤病人放疗、化疗后护理措施

（1）根据病人的具体情况，安排一定的身体活动和体力锻炼。对卧床病人，也要争取在床上做一些肢体活动进行锻炼，活动关节肌肉，避免发生废用性肌肉萎缩；要注意预防压疮、泌尿系感染和肺部感染等常见并发症；病人居住的房间要定期进行空气消毒。

（2）身体较虚弱时，应给病人吃含蛋白质较高、糖类丰富、富含维生素、易消化的饮食，病人饮食不但要色、香、味俱全，还要品种丰富，花样不断更新；每日以3～5餐为宜，要多吃瘦肉、鱼类、豆制品、蔬菜、水果以及猪肝、红枣等；不吃刺激性食物和过热的食物。

（3）保持皮肤清洁干燥，勿用肥皂水清洗及刺激性的药物涂擦照射部位，也不要用热敷和理疗，避免风吹和日晒，出汗时可用软毛巾轻轻擦干。若皮肤瘙痒，可适当涂些止痒剂，不能用手搔抓；放疗后的局部皮肤要避免衣物摩擦，放疗后2周内皮肤不要冲水，面部不要用化妆品，脱发可待其自然恢复。

（4）放疗、化疗常导致全身性治疗反应，应进行全身性调理，除要加强饮食营养外，还可以遵照医嘱选用中药，进行中西医结合治疗，以减少全身反应。

（5）中医饮食疗法

1）放疗病人中医饮食疗法：放疗后，往往有口干舌燥、舌红少苔等津液耗损的表现，可多吃一些滋阴生津的甘凉食物，如藕汁、荸荠汁、绿豆汤、冬瓜汤等。

2）化疗病人中医饮食疗法：化疗期间，病人免疫功能下降，白细胞减少，食欲不振，可吃河蟹、黄鳝、牛肉等有助于白细胞升高的食物，以及山楂、萝卜等健脾开胃的食物。

3）手术病人中医饮食疗法：手术后病人气血亏虚，可多吃山药、红枣、桂圆、莲子等以补气养血。

4．肿瘤病人心理护理

（1）焦虑心理护理措施

1）给予心理支持和疏导，鼓励病人改变情绪和情感，正确评价自己的病症。

2）通过交替使用放松技术、分散病人注意力等方法减轻病人的焦虑，如看电视、听音乐、娱乐等。

3）导致睡眠紊乱的应为病人制定促进睡眠的措施：如在睡前喝一杯热牛奶，用热水泡脚，洗热水澡、背部按摩，给予舒适体位缓解疼痛，听音乐或阅读娱乐性的读物，遵照医嘱给予镇静、催眠药物等方法以促进睡眠。

（2）恐惧心理护理措施

1）鼓励病人表达自己的感受，对病人的恐惧表示理解并给予正确疏导。

2）经常使用言语性和非言语性行为安慰病人，如握住病人的手，抚摸病人等。

3）耐心、细致解答病人提出的问题，注意说话速度要慢，语调要平静。

4）建立良好的护患关系，给病人提供有关常规治疗和护理方面的信息。

5）在病人感到恐惧时，留在病人身边以增加其安全感，并同时辅以抚触手法。

6）鼓励病人多休息以增强应对能力；指导病人使用放松技术，如听音乐、看电视、缓慢的深呼吸等。

（3）预感性悲哀的护理措施

1）应与病人建立融洽的护患关系，倾听并鼓励病人表达悲哀。

2）尊重、关心、体贴病人，使之开朗乐观、精神愉快，鼓励其与疾病作斗争。

3）告诉病人，癌症并不是不治之症，通过手术和放、化疗可延长人的寿命，甚至可以完全治愈。

4）经常与病人交谈，以了解病人的想法，鼓励病人进行自我护理。

5）经常与病人一起回顾已取得的进步，增强病人的自信心。

（4）绝望心情的护理

1）态度温和，对病人表示同情、理解和尊重。

2）帮助病人正确评价目前面临的情况，并为病人提供合理的护理方案。

3）帮助病人制订切实可行的目标，鼓励病人积极主动地与疾病抗争。

4）护理员与病人家属一起对病人关心和爱护，经常和病人保持良好的沟通。

5）鼓励病人回想过去的事情，强调病人过去的成就，证明他的能力和价值。

6）尽可能满足病人的合理要求，努力减少病痛。

（5）病情认知缺乏的护理措施

1）告诉病人目前的身体状况和必要的治疗。

2）向病人讲述治疗计划、注意事项及化疗药物副作用的预防。

3）护理员与病人家属充分配合，向病人讲述病程发展的一般过程，使病人对病情有所了解。

4）告诉病人如果有异常的症状与体征，应及早报告医护人员。

5）应与病人及其家属充分协商制订护理计划，以便顺利实施。

6）让病人相信，化疗时，身体的某些变化是暂时的，今后会慢慢恢复。

八、偏瘫病人护理

1. 加强心理疏导

偏瘫病人病程多较长，生活多处于半自理或完全不能自理状态，病人往往情绪悲观，烦躁，容易激动。照顾这类病人，护理人员必须要有充分的耐心、细心、爱心和责任心，给病人多做心理疏导工作，使之树立战胜疾病的信心，从而获得康复的基本条件。

2．安排生活起居

（1）搞好个人卫生。要经常给病人洗头、洗澡或擦澡，勤换衣服和被褥，睡前泡脚，但要注意预防感冒。要常给病人修剪指（趾）甲。要使其养成定时大便的习惯，必要时可给缓泻剂。

生活不能自理者，护理员要帮助病人梳头、洗脸、刷牙、喂水、喂饭、洗头、洗脚、擦澡等；病人自己能部分完成的，可给病人在床旁放好水杯、暖瓶、痰缸、便盆、尿壶等，并按顺序摆好，使病人取用方便。

（2）创造适宜的起居环境。病人的起居环境温度应保持在22℃左右，湿度保持在50%～60%，且要空气新鲜、流通性好。居住环境还应宽松，富有朝气，可经常给病人听一些舒缓的轻音乐，看看电视，但要避免看容易引起激动的节目，如过于兴奋的或过于悲伤的情节，以免引起病人情绪过分波动。

（3）安排文娱活动。病人的生活起居应科学合理，诸如作息时间、文娱生活等，使病人每天的生活起居有规律、内容丰富。每天应安排一定的时间为病人读书念报，或让病人观看电视或收听广播，保证病人的信息畅通，以促进疾病的康复。

3．饮食营养丰富

病人饮食应以半流质或流质为主，且要清淡、易消化、维生素含量丰富，要少食多餐，定时定量。吞咽困难者喂饭要慢。吃饭时不要和病人说话，以免引起呛咳或使食物误入气管；应当给病人流质食物，如藕粉、米汤、粥、鸡蛋羹或糊状食物，不吃带刺和碎骨的食物。面瘫病人喂饭时要从健侧往口里慢慢送入，并注意清除滞留于颊部的饭菜。

4．遵照医嘱按时服药

护理员对病人病情、所服用的药物应作充分的了解，如疾病名称和主要症状、容易并发的病症、服用药物的名称、作用、用法、用量和不良反应等，注意不要给错药或给错剂量，必须遵照医嘱，按时、按量准确给药。

5．加强患肢锻炼、严防褥疮

只要病人的病情允许，护理员应有步骤地让其进行肢体锻炼。开始时做被动运动，按摩患肢，做大小关节屈伸、旋转、内收、外展等活动，以改善患肢的血液循环，防止肌肉萎缩、关节僵硬。起床要慢，动作要轻，特别是转动头部不宜过猛，以免引起短暂的脑供血不足；也可在床上拴一根带子，让病人可以拉带子坐起；手指活动不便者，可以练习捡玻璃球等小动作，或练习抓捏健身球。

锻炼要循序渐进，逐渐增加运动量和运动时间。当病人肢体运动和知觉功能都有所恢复时，经过一段时间的被动运动后，可开始做主动运动，如在床上坐起、举臂、抬腿、抬脚等。要多给病人翻身擦背，按摩瘫痪肢体，以预防褥疮。每次给病人翻身时要轻轻拍打其背部，鼓励其多咳嗽，预防肺炎。只要病人病情允许，要鼓励其尽量早期下床活动，但要有人搀扶，或带有拐杖，练习站立，慢慢行走，活动量应逐渐增加，以期达到恢复身体的功能。有面瘫的病人要特别注意口腔卫生。

6．偏瘫病人卧位护理

病人患侧的上肢及下肢膝关节部位放置软枕以保持肢体处于功能位置（见图 5—1 和图 5—2）。

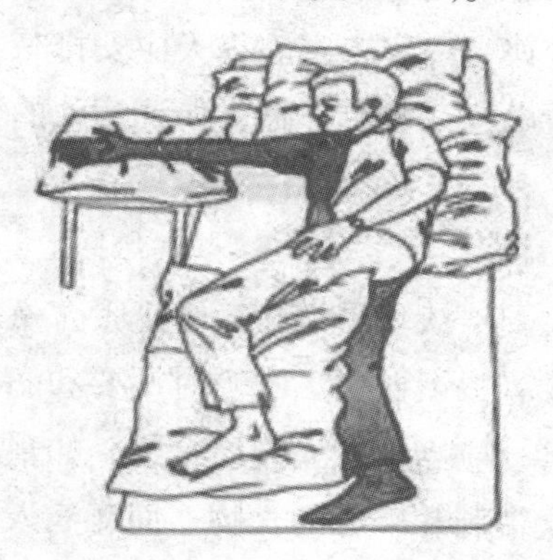

图 5—1　患侧卧位

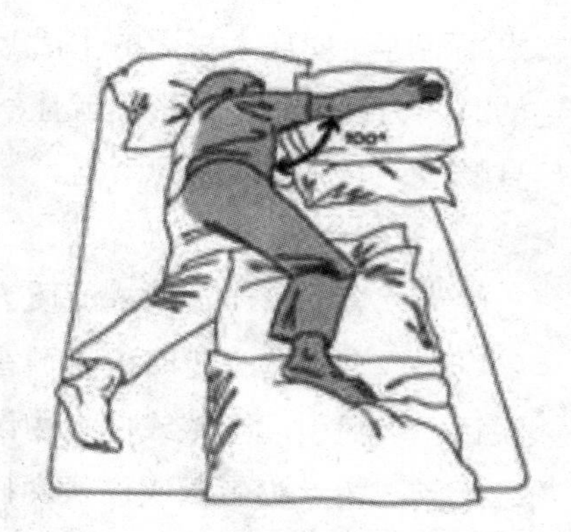

图 5—2　健侧卧位

7．偏瘫病人运动护理

（1）被动运动。偏瘫病人易发生足内翻，护理人员应通过被动运动来矫正足内翻。

（2）主动运动。病人用健侧上肢来带动患侧上肢做上下运动。

（3）桥式运动。通过桥式运动可以增加病人腰部的力量。

桥式运动分为双桥和单桥运动形式。病人仰卧，双腿屈曲，然后伸髋、抬臀，并保持，则为桥式双桥运动形式；若病人病腿屈曲，伸直健腿，然后伸髋、抬臀，并保持，则为单桥运动形式。训练时两腿之间可夹持枕头或其他物体。该运动可以抑制下肢伸肌痉挛模式，并有利于提高骨盆对下肢的控制和协调能力，是成功的站立和步行训练的基础。

8．偏瘫病人坐姿及行走姿势矫正

（1）坐姿（见图 5—3）。病人背部置一软枕，小桌上放一软枕。将患侧上肢置于软枕上，足部放置在脚踏板上或平稳地踩实地面。这是病人坐轮椅时的正确坐姿。

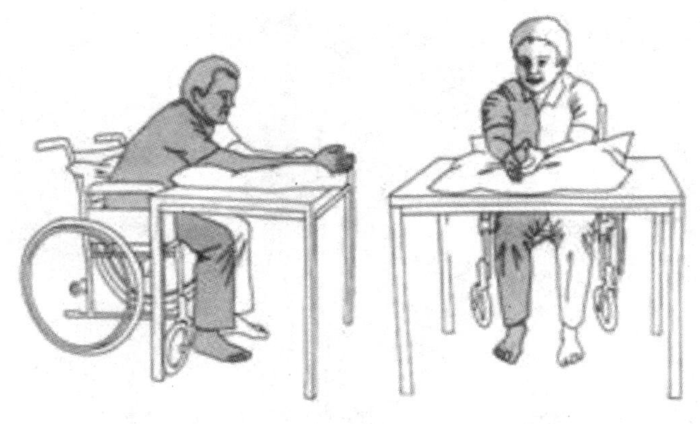

图 5—3　坐姿

（2）平地行走的正确姿势。健侧上肢前移，患侧下肢前移，健侧下肢跟上。

（3）拄拐行走的正确姿势。拐杖前移，患侧下肢前移，健侧下肢跟上。

（4）上楼梯的正确方法。健侧上肢扶住楼梯扶手前移，健侧下肢上台阶，患侧下肢跟上。

（5）下楼梯的正确方法：健侧上肢扶住楼梯扶手前移，患侧下肢下台阶，健侧下肢跟上。

九、褥疮的预防与护理

1．褥疮基本常识

褥疮又称压疮，是指局部组织长时间受压，血液循环障碍、局部组织缺血、缺氧、营养不良而致的软组织溃烂或坏死。

（1）常见原因

1）压力因素。长期卧床、摩擦等。

2）营养状况。营养缺乏、摄入不足。

3）皮肤抵抗力降低。皮肤经常受潮湿、摩擦等物理性刺激。

4）易发人群。长期卧床者或老年人。

（2）好发部位。多发生于无肌肉包裹或肌肉层较薄、缺乏脂肪组织保护又经常受压的骨隆突处。如图 5—4 所示为褥疮好发部位。

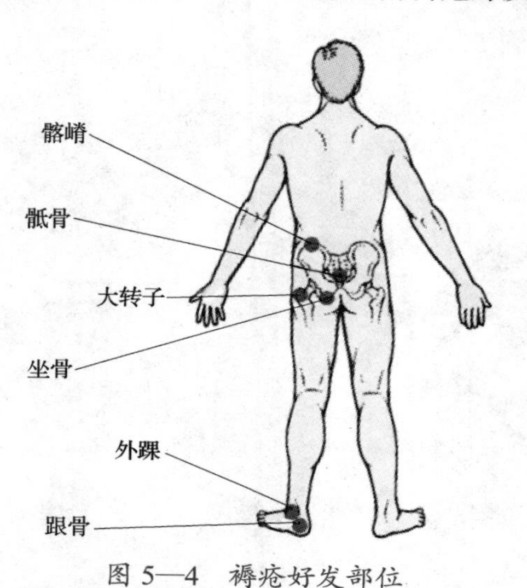

图 5—4　褥疮好发部位

（3）分期。其形成过程分为红斑期、水疱期和溃疡期三期。

红斑期：受压部位血液循环不畅，皮肤出现压红。如提早发现此症状，尽快改变体位，给予按摩，可在 48 小时内缓解。

水疱期：受压部位出现大小不等的水疱，皮肤发红充血，用手指压时不消退，此时要注意减少摩擦，防止水疱破溃。

溃疡期：血液回流严重障碍，局部淤血，组织缺血缺氧。轻者浅层组织感染，有脓液流出，形成溃疡；重者坏死组织发黑，脓性分泌物增多，有臭味。

2．褥疮预防常识

（1）勤翻身。一般卧床病人每 1 ~ 2 小时翻身一次，并用软枕、气枕、海绵圈等垫在骨突出部位。

（2）正确按摩。对于长期受压部位要积极给予按摩，缓解压力、促进血液循环和组织修复。按摩时用手掌紧贴皮肤，压力由轻到重，再由重到轻，作环形按摩。可在每次翻身后对受压部位进行20分钟按摩。

（3）床褥、床单的要求。床褥要透气，软硬适中。床单保持平整、干燥、无皱折渣屑。更换床单时应防止拖、拉、拽，以防损坏皮肤。

（4）保持皮肤清洁干燥完整。长期卧床的病人，要每日进行床上擦浴，防止汗渍浸润皮肤。

（5）加强营养。给予高蛋白、高维生素饮食。高蛋白食物包括：鱼、蛋、奶、豆类、各种食用植物油、瘦肉、动物内脏等，可增加机体抵抗力。高维生素食物包括：粗粮、蔬菜、水果。也可以多喝果汁、蜂蜜等，促进胃肠蠕动，保持大便通畅。

（6）早发现，早治疗。褥疮早期皮肤发红，采取翻身、减压等措施后可好转。当皮肤出现浅表溃烂、溃疡、渗出液多时就应及时到医院接受治疗。

3．褥疮护理常识

（1）随时观察受压处皮肤情况，做到早发现，早预防。

（2）卧床病人定时翻身，如昏迷、恶性肿瘤等需要长期卧床的病人，受压部位要垫气垫、软枕等，也可贴硅胶敷料保护。

（3）采用50%酒精按摩受压部位，或用温毛巾湿敷，促进血液循环。

（4）对于溃疡期的褥疮病人，要根据病情需要进行换药。先用生理盐水冲洗创面，将坏死的组织冲洗干净，再用棉球将创面的水分吸干，将油纱填充至坏死创面，根据医生建议涂抹褥疮膏。可以配合红外线灯进行红外线照射，照射距离与患处间隔约30厘米，每日照射1 ~ 2次，每次30分钟。

第二节　常见损伤护理

一、开放性损伤护理

开放性损伤就是受伤部位的内部组织（如肌肉、骨头等）与外界相通的损伤。简言之就是血能往外流的，或肌肉或骨头外漏的创伤。如擦伤、撕裂伤、切伤、刺伤等。

1．烧伤与烫伤

（1）烧伤与烫伤分级

1）一度烧伤、烫伤只损伤皮肤表层，局部轻度红肿、无水疱、疼痛明显，应立即脱去衣袜后，将创面放入冷水中浸洗半小时，再用麻油、菜油涂擦创面。如果衣服与皮肉粘连，不可强行拉拽，可用剪刀把衣服剪开。

2）二度烧伤、烫伤是真皮损伤，局部红肿疼痛，有大小不等的水疱，大水疱可用消毒针刺破水疱边缘放水，涂上烫伤膏后包扎，松紧要适度。

3）三度烧伤、烫伤是皮下，脂肪、肌肉、骨骼都有损伤，并呈灰色或红褐色，此时应用干净布包住创面及时送往医院。切不可在创面上涂紫药水或膏类药物，以免影响病情观察与处理。

（2）烫伤病人护理

1）去除热源。立即用大量冷水冲洗，最少要冲半个小时，以减低热量停留在伤口的时间。烫伤后用冷水浸泡愈早，效果愈佳；水温越低效果越好。如果隔着衣服，最好迅速用剪刀剪开。

2）尽快送病人去医院注射破伤风针。

3）如果患处是在脚部，要将脚抬高，减少走路，这样可减轻疼痛。若伤口疼痛可用一些止痛药，或降低伤口处温度，使疼痛的程度减轻。

4）头、面、颈、手、臂等部位的轻度烫伤，经过清洁创面涂药后，不必包扎，以使创面裸露，与空气接触，从而保持干燥，并加快创面复原。

5）如果创面起水疱，甚至起黑色干疤，说明烫伤已经相当严重，此时千万不要弄破水疱或干疤，应经医生处理及治疗，并注射抗生素或破伤风抗毒素，以预防感染。

（3）烧伤病人护理

1）去除热源，注意体位，如为四肢烧伤者应抬高患肢，保持功能位，面部烧伤宜取半卧位，以减轻肿胀，并保持呼吸道通畅。

2）室温一般维持在 26 ~ 30℃，湿度 50% ~ 60% 为宜，这样的条件利于烧伤病人的保养和创面的愈合。

3）饮食原则是高蛋白、高热量（如鱼、肉、蛋等）、高维生素（多食青菜、水果）、和适量的脂肪饮食。

相关链接

烧伤、烫伤的严重程度主要根据烧烫伤的部位、面积大小和烧烫伤的深浅度来判断。烧伤、烫伤在头面部，或虽不在头面部，但烧烫伤面积大、深度深的，都属于严重者。严重烫伤者，在转送途中可能会出现休克或呼吸、心跳停止，应立即进行人工呼吸或胸外心脏按压。伤员烦渴时，可给少量的热茶水或淡盐水服用，绝不可以在短时间内饮服大量的开水，以免导致烧伤病人出现脑水肿。

2．擦伤病人护理

（1）用清水或双氧水冲洗伤口，清洗出伤口处碎屑。

（2）出血较多的伤口，要注意止血，用无菌纱布按压或加压包扎伤口。

（3）伤口不严重且没有淤脓，可直接用紫药水涂抹，这样结疤容易好。如果伤口面积大或者有淤脓，考虑用碘酒涂抹。

（4）伤口明显肿胀的，可在医生指导下服用消炎药。

（5）擦伤严重者在医生建议下打破伤风针。

3．刺伤病人护理

（1）刺伤的伤口一般小而深；若刺入物较干净，且刺入又不深，可立即拔出，使伤口自然流血，可以起到冲洗伤口的作用。

（2）刺入物如为小木刺不易拔出，可用碘酒、酒精或白酒涂擦伤口周围，再将缝衣针放在开水中烫过，或用酒精对其进行消毒后，进行拨刺。先挑开局部皮肤使刺露出，然后沿反方向将刺拔出，最后涂些碘酒即可。

（3）刺伤较深，刺入物较脏或不易拔出时，则不要勉强拔除以免使之折断残根留在伤口里。这时应该用干净的布覆盖伤口，将病人送医院诊治。

（4）颈部、胸部、腹部的刀等刺伤均易导致严重后果。故发生刺伤后应尽快去最近的医院就诊。就诊途中注意伤口的止血，不可立即拔除利器，防止发生大出血。

（5）腹部有脏器暴露者，应用浸润生理盐水的无菌纱布包裹好，防止污染及干燥。

4．割裂伤病人护理

（1）清洁伤口、止血、打破伤风针，同擦伤护理。

（2）闭合伤口。如果割伤大约有 3.2 ~ 6.4 毫米宽，则正确闭合伤口是非常有必要的。闭合伤口可以加速愈合的过程并减少留疤的可能性。闭合伤口前，务必将伤口彻底清洁。试着整理接合切口边缘，然后使用护翼型绷带或标准型胶布绷带闭合切口。

（3）包扎伤口。使用无菌绷带包扎，可减少伤口感染的机会。但不要包扎得过紧，因为少量空气流通能加速伤口的愈合。

（4）不让伤口变干。可使用凡士林使伤口保持湿润。全面清洗伤口，然后在上面涂抹一点凡士林，使伤口保持湿润。

二、闭合性损伤护理

闭合性损伤是软组织损伤的一种类型，是指外伤后，局部皮肤或黏膜完整，无裂口与外界相通，损伤时的出血积聚在组织内。

1．挫伤及扭伤病人护理

（1）停止活动，避免肌肉拉伤。

（2）冰敷。尽快用冰袋或冷毛巾在受伤部位冷敷，以使毛细血管收缩，减少出血及渗出，从而减轻肿胀和疼痛。后期可以使用中药膏剂外敷，消肿止痛。

（3）固定损伤关节。冷敷的同时或冷敷后应用绷带、三角巾、头巾或衣物等布类物品加压包扎关节处及其周围。

（4）及时就医。

相关链接

扭伤后，因为局部的小血管破裂出血后会形成血肿，一般要经过24小时才能恢复，停止出血。如果扭伤后立即用力揉搓、按摩，强迫活动，会在揉散一部分淤血的同时加速出血和渗液，甚至加重血管的破裂，形成更大的血肿。

2．挤压伤病人护理

（1）受压肢体予以夹板固定，少做不必要的活动。

（2）受伤肢体须平放不可抬高，不可加压包扎，禁作按摩及热敷，局部可适当冷敷。

3．关节脱位病人护理

（1）常见关节脱位的固定方法

1）肩关节脱位。复位后上肢贴近胸壁，腋下垫以棉垫，屈肘90°悬托固定于胸前，一般固定2～3周。

2）肘关节脱位。复位后随即以长臂石膏托固定肘关节于90°功能位，三角巾悬吊胸前2～3周。

3）髋关节脱位。复位后将患肢伸直、外展约30°，持续牵引固定或穿丁字鞋2～3周，不必石膏固定。牵引解除后逐渐下床扶杖活动，3个月内避免患肢负重。

（2）关节脱位常规护理方法

1）早期进行正确的复位、固定，减轻对局部软组织的刺激和对神经的压迫。

2）移动患肢时，动作轻柔，避免因活动患肢使疼痛加剧。定时检查患肢末梢循环情况，若出现患肢苍白、温度下降、大动脉搏动消失，提示有大动脉损伤的可能，应及时处理。

提　示

关节受伤后，不要长久静卧或静坐不动；一般来说，关节损伤在肿胀消退后，应尽早进行功能锻炼，动静结合，可促进肿胀消退及淤血吸收、恢复关节功能。以免关节僵硬和关节炎的形成。

4．伤筋病人护理

凡是引起肌肉、肌腱、韧带、关节囊、筋膜等软组织及一部分软骨的急、慢性损伤，都属于伤筋的范围。

（1）症状特征

1）新伤。局部疼痛及压痛明显，凡引起筋肉牵张的动作（主动或被动），均可加重疼痛。局部可有不同程度的肿胀或淤斑，如发生筋肉撕裂伤时，可出现较大血肿或有关节不稳定现象。肢体活动均有不同程度的障碍。

2）陈旧伤。常为钝性疼痛，或作某一动作时方引起疼痛。压痛轻，无肿或微肿或傍晚肿，早上消退，可有肌肉萎缩、变硬，关节活动不利或关节松弛无力。

3）劳损。常多为钝性疼痛、胀痛或酸痛，压痛范围广泛，难以指出痛点，常可于活动后减轻疼痛，但活动过多则可加重疼痛，或朝轻暮重。局部筋肉可有肿胀、强硬，可有肌肉萎缩无力，功能活动可有不同程度障碍。病人可有喜温怕冷，阴雨天症状加重，很多病人对天气变化有预感。

（2）伤筋病人护理方法

1）初期用冰袋湿毛巾冷敷，待48小时后再行热水袋或热毛巾热敷，每次3分钟，每天1～2次。

相关链接

热敷会使血流加快，会加剧出血和肿胀。热敷必须在出血停止以后再采用，这样才能加速消散伤处周围的淤血。

2）四肢受伤后应局部垫枕以抬高患肢，腰背扭伤宜卧硬板床加软垫休息。注意保护损伤部位，防止再次受伤。

3）受伤1～2周内，受伤处应适当休息，需要时宜固定不动。对慢性劳损者可用腰围、护腕、护膝等作局部保护。

4）可在医生帮助下行推拿及拔火罐治疗。

5）逐步进行伤部的筋肉舒缩，即伸展和收缩运动。但要循序渐进，以免重复受伤。

三、骨折病人护理

骨折是骨头的完整性受到破坏所引起的，以疼痛、肿胀、青紫、功能障碍、畸形及骨擦音等为主要表现的疾病。

1．骨折症状特点

（1）局部疼痛、肿胀和功能障碍。骨折时，骨髓、骨膜及周围组织血管破裂出血，在骨折处形成血肿，以及软组织损伤所致水肿，使患肢严重肿胀，甚至出现张力性水疱和皮下淤斑，由于血红蛋白的分解，可呈紫色、青色或黄色。骨折局部出现剧烈疼痛，特别是移动患肢时加剧。局部肿胀和疼痛使患肢活动受限，如为完全性骨折，可使受伤肢体活动功能完全丧失。

（2）畸形。骨折段移位可使患肢外形发生改变，主要表现为短缩、成角或旋转。

（3）异常活动。正常情况下肢体不能活动的部位，骨折后出现不正常的活动。

（4）骨擦音或骨擦感。骨折后，两骨折端相互摩擦时，可产生骨擦音或骨擦感。

2．骨折病人一般护理原则

（1）止血。开放性骨折患者伤口处可有大量出血，一般可用敷料加压包扎止血，注意如果用带状辅料止血，一定要注意松紧适度，每隔 30 分钟应放松 1 次（每次 30 ～ 60 秒），以防肢体缺血坏死。

（2）伤口处理。立即用无菌纱布包扎伤口，以防伤口继续被污染。伤口表面的异物要取掉，外露的骨折端切勿推入伤口，以免污染深层组织。

（3）妥善固定。开放性骨折有骨端外露者不宜复位，而应原位固定。选用硬质夹板类材料，其长短以固定住骨折处上下两个关节为准。如找不到固定的硬物，也可用布带直接将患肢绑在身上，骨折的上肢可固定在胸壁上，使前臂悬于胸前；骨折的下肢可同健肢固定在一起。

（4）安全转运。转运途中要注意动作轻稳，防止震动和碰坏伤肢，以减少患者的疼痛；注意保暖。

3．骨折病人的家庭护理措施

（1）依据医嘱决定是否继续牵引。

（2）预防褥疮。牵引期间，要每 2 小时帮助更换体位一次，同时用 50%酒精对受压部位进行按摩，改善局部血液循环，以预防褥疮发生。

（3）预防便秘。注意饮食调节，多吃新鲜蔬菜及含纤维素多的食物，保持每 1 ～ 2 天排便一次，如果 3 ～ 4 天未解大便，可给予缓泻药（如润肠丸等），每日清晨空腹喝一小杯淡盐水，每日睡前喝一杯蜂蜜麻油水，这样坚持下去，可使便秘逐渐消失。

（4）预防关节挛缩。卧床期间要多活动肢体及关节，预防肢体废用性萎缩及关节挛缩。

4．骨折病人搬运

（1）脊椎损伤者的搬运。对脊椎伤者应用木板或门板搬运，方法是先使伤者两下肢伸直，两上肢也伸直并放于身旁。木板放在伤者一侧，2～3人扶伤者躯干，使其成一整体滚动移至木板上，或3人用手臂同时将伤者平托至木板上。注意不要使伤者的躯干扭转，切忌使用搂抱，或一人抬头、一人抬足的方法，同时禁用凉椅、藤椅之类的工具运送伤者。

（2）胸腰段脊柱损伤者的搬运。可采用3人搬运法，即3人并排蹲在伤者的同侧，用手分别托住伤者的头、肩、腰部和臀部及并拢的双下肢，同时保持平卧姿势下同步抬起，3人步调一致地向前行进。亦可由2～3人循伤员躯体的纵轴，轻轻就地滚转，将伤者移动到担架上或木板上，脊柱损伤处垫上小垫或衣服。

（3）合并截瘫者的搬运。在运送截瘫伤者时，木板上应铺柔软的褥垫，伤员衣物里的坚硬物件应及时取出以防压伤。禁用热水袋等进行保暖以免发生烫伤。

（4）颈椎损伤者的搬运。在搬运颈椎损伤的伤者时，应由4人搬运，要有专人托扶其头颈部，沿纵轴方向略加牵引，并使头颈部随躯干一同滚动。或由伤者自己双手托住头部后再缓慢搬移。严禁随意强行搬动头部。伤者躺在木板上时应将沙袋或折好的衣物放在其颈部的两侧加以固定。

思考与练习

1. 如何预防褥疮？
2. 高血压病的防治基本原则是什么？
3. 高血压病容易并发哪些病症？
4. 简述偏瘫病人的常规护理方法。
5. 简述脑血管意外的急救措施。
6. 如何护理出院后的急性心肌梗死病人？

7. 糖尿病患者饮食护理的基本方法有哪些?
8. 简述老年痴呆病人的基本护理措施。
9. 简述二度烫伤的症状特征。
10. 简述伤筋的护理基本措施。
11. 简述脊椎损伤病人的搬运方法。

综合训练

1. 采取有效措施护理心绞痛发作病人。
2. 给偏瘫病人喂饭。
3. 给溃疡期褥疮病人换药。

6 第六章　传染病护理

第一节　传染病基础知识

传染病是由病毒、细菌、立克次体、真菌、螺旋体和寄生虫等病原体感染人体后引起的具有传染性的疾病。它可以在人群中传播，导致许多人先后或同时发病，从而严重威胁人群健康。

相关链接

传染病的种类有很多，有些传染病防疫部门必须及时掌握其发病情况，并采取相应对策，因此发现后应按规定时间及时向当地防疫部门报告，称为法定传染病。法定传染病的分类与病种见表 6—1。

表 6—1　法定传染病的分类与病种

分类	病种
甲类（2 种）	鼠疫、霍乱
乙类（26 种）	传染性非典型肺炎、病毒性肝炎、人感染高致病性禽流感、细菌性和阿米巴痢疾、伤寒和副伤寒、艾滋病、淋病、梅毒、脊髓灰质炎、麻疹、百日咳、白喉、新生儿破伤风、猩红热、狂犬病、流行性脑脊髓膜炎、流行性出血热、钩端螺旋体病、布鲁菌病、炭疽、流行性乙型脑炎、肺结核、血吸虫病、疟疾、登革热、甲型 H1N1 流感
丙类（11 种）	流行性和地方性斑疹伤寒、包虫病、丝虫病、麻风病、黑热病、流行性感冒、流行性腮腺炎、风疹、急性出血性结膜炎，除霍乱、细菌性痢疾、阿米巴痢疾、伤寒和副伤寒以外的感染性腹泻病、手足口病

一、传染病的基本特征

传染病与其他类型疾病比较，有以下四个基本的特征。

1．有病原体

病原体是引起传染病的罪魁祸首，每一种传染病都是由一种特定的病原体引起的。研究证实可导致人类患病的病原体大约有 500 种以上。表 6—2 举例说明了常见传染病的病原体类型。

表 6—2　　常见传染病的病原体类型

病种	病原体	病原体类型
霍乱	霍乱弧菌	细菌
鼠疫	鼠疫杆菌	
细菌性痢疾	痢疾杆菌	
麻疹	麻疹病毒	病毒
带状疱疹	水痘 - 带状疱疹病毒	
流行性感冒	流感病毒	
流行性斑疹伤寒	普氏立克次体	立克次体
梅毒	苍白密螺旋体	螺旋体
疟疾	疟原虫	原虫
蛔虫病	蛔虫	蠕虫

2．传染性

传染性是传染病与其他感染性疾病的主要区别，它指的是传染病的病原体通过一定方式感染他人。传染性的强弱与病原体种类、数量、毒力、被感染者的状态等有关。传染期是传染病有传染性的时期，每一种传染病都有一个相对固定传染期，比如麻疹的传染期从发病前 2 天至出疹后 5 天，所以可以根据传染期确定传染病病人的隔离时间。

3．流行性

流行性是指传染病在人群中播散的特性。传染病在不同的季节、不同的地区和不同人群中的发病率，因自然和社会因素的影响表现出不同。按传染病流行过程的强度和广度分为散发、流行、大流行、暴发。

4．地方性

地方性指某些传染病受地理条件、气温条件变化的影响，常局限在一定的地区内发生。如虫媒传染病、自然疫源性疾病。

5．季节性

季节性指传染病的发病率，在年度内有季节性变化，主要是与温度、湿度的改变有关。

6．免疫性

免疫性是指传染病痊愈后，人体对此种传染病产生的抵抗力。不同传染病患病后免疫状态有所不同，有的传染病患病一次后可终身免疫，大多数病毒性传染病属于此类，往往有终身免疫，如麻疹、脊髓灰质炎等，但是流行性感冒例外。有的传染病患病后还可以再感染甚至发生重复感染，细菌、螺旋体、原虫传染病感染后免疫持续时间通常较短，仅为数月至数年，如细菌性痢疾、阿米巴病等，但是伤寒例外。而蠕虫病感染后通常不产生免疫力，所以会发生重复感染，如蛔虫病、血吸虫病等。

二、传染病的传播途径

1．空气传播

呼吸道传染病（比如麻疹、肺结核等）的病原体存在于呼吸道黏膜的黏液，当病人大声说话、咳嗽或打喷嚏时，病原体随气流经口、鼻喷出，导致病人周围一定范围的空气中存在病原体，易感人群吸入后造成疾病的传播。

2．水、食物传播

所有肠道传染病、某些寄生虫病、个别呼吸道传染病(白喉、结核病）及少数人畜共患病（炭疽病）可经食物和水传播。食物或水本身含有病原体，人们食用后可被感染。

3．虫媒传播

虫媒传染病是由病媒生物传播的自然疫源性疾病，常见的有流行性乙型脑炎、鼠疫、莱姆病、疟疾、登革热等。常见的病媒昆虫有蚊子、苍蝇、蟑螂、虱子、跳蚤、蚂蚁等。不同虫媒传染病的传染源和传播媒介是不同的。

4．接触传播

接触传播分为直接接触传播和间接接触传播两种。直接接触传播指传染源直接与易感者接触造成疾病的传播，比如母婴间疱疹病毒、沙眼衣原体等的传播。间接接触传播指易感者接触了被传染源的排出物或分泌物污染的用品所造成的传播。接触传播的传染病一般很少造成流行，多以散发为主，但可形成家庭及同住者间的传播。

5．血液传播

血液传播指经输血和血液制品或注射针头引起的病原体的传播，如乙型肝炎、丙型肝炎、艾滋病等。

6．土壤传播

土壤被传染源的排泄物或分泌物污染，比如因传染病死亡的人、牲畜尸体，由于埋葬不妥而污染土壤。土壤中的蛔虫卵、钩虫卵、破伤风杆菌、炭疽杆菌等，经过破损的皮肤使人们受到感染。

三、传染病的隔离

1．隔离的基本含义

医学上的隔离分为传染病隔离和保护性隔离两种。传染病隔离是将处于传染病期的传染病病人、疑似病人安置在指定的地点，暂时避免与周围人群接触，便于治疗和护理。通过隔离，可以最大限度地缩小污染范围，减少传染病传播的机会。如传染病流行时的疫区、传染病院等。保护性隔离是指将免疫功能极度低下的易感染者置于基本无菌的环境中，使其免受感染，如器官移植病区等。

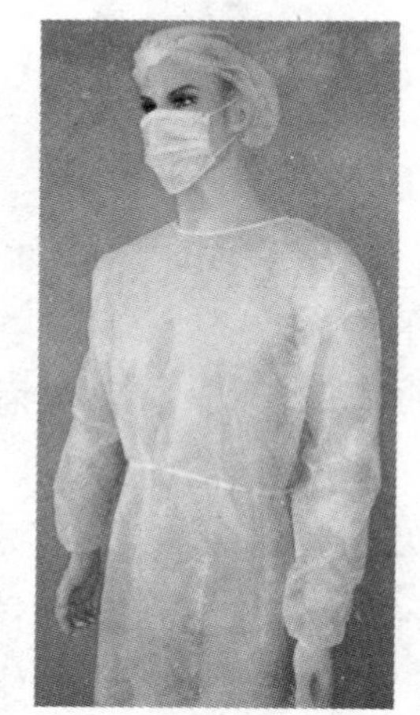

图 6—1 接触病人时的隔离措施

2．常见隔离措施

（1）传染病的原则性隔离措施

1）接触病人时戴口罩、穿隔离衣、戴手套，必要时戴眼镜、穿胶鞋，如图 6—1 所示。

2）接触病人污染物后以及护理下一位病人前均要洗手。

3）污染物品应彻底消毒后再抛弃。

（2）除上述原则性隔离措施外，按照传播途径的不同，将隔离分为以下 7 种类型，并以切断传播途径为依据制定了相应的隔离措施：

1）呼吸道隔离。如肺结核、流脑、百日咳等，通过空气飞沫传播的疾病。

隔离措施：痰具每日消毒，口鼻分泌物经过消毒处理后才能丢弃；病室每日通风至少 3 次，每日 2 次紫外线空气消毒；病人离开病室需要戴口罩。

2）消化道隔离。如伤寒、甲型肝炎、细菌性痢疾等，通过排泄物直接或间接污染食物或水源引起传播的疾病。

隔离措施：病人生活用具如餐具、便器需专用，用后严格消毒；病人的排泄物和剩余的食物应消毒后丢弃；室内保持无蝇、无蟑螂。

3）严密隔离。如鼠疫、霍乱等传染性强、死亡率高的传染病。

隔离措施：病人住单间病房，禁止随意开放门窗；病人不得离开病室，禁止探视、陪住；污染敷料与物品装袋，贴标签，严格消毒处理；病室每日紫外线消毒或消毒液喷洒消毒。

4）接触隔离。如破伤风、气性坏疽等，通过体表或伤口直接或间接接触而感染的疾病。

隔离措施：病人住单间病室，不许接触他人；病人接触过的一切物品，如换药器械、被单、衣物等均应先灭菌，然后再进行清洁、消毒、灭菌。

5）血液、体液隔离。如乙型肝炎、艾滋病等，通过直接或间接接触传染性血液或体液的传染性疾病。

隔离措施：若皮肤接触了病人的血液、体液后要立即清洗；一次性注射用品用后经消毒、销毁处理，避免损伤工作人员皮肤；血液污染室内物品表面时，立即用消毒液清洗消毒。

职业防护：带橡胶手套接触病人的血液及注射用具。

6）昆虫隔离。如乙型脑炎、疟疾等，以昆虫为媒介而传播的疾病，根据昆虫的种类来确定隔离措施。

7）保护性隔离。如严重烧伤、白血病、器官移植及免疫缺陷等抵抗力低或极易感染的病人。

隔离措施：病人住单间病室隔离；患呼吸道疾病或咽部带菌者，包括工作人员均应避免接触病人；未消毒处理的物品不可带入隔离区；病室内空气、地面、家具等均应严格消毒并通风换气。

四、传染病的消毒灭菌

1. 自然消毒法

自然消毒法主要包括空气通风法和日光暴晒法两种。

（1）空气通风法。空气通风法不能杀灭微生物，但可在短时间内使室内外空气交换，减少室内的有害微生物。通风的方法有多种，如开门窗或气窗换气，也可用换气扇通风。病室应定时通风换气，通风时间一般每天一次，每次大于30分钟。

（2）日光暴晒法。由于日光有热、干燥和紫外线的作用，具有一定的杀菌力。日光越强，照射时间越长，杀菌效果就越好。日光暴晒法常用于书籍、床垫、被褥、毛毯及衣物等物品的消毒。暴晒时应勤翻被晒物，使物品各面都能被晒到，一般在日光下暴晒 4 ~ 6 小时可达到消毒目的。

提　示

日光中的紫外线不能透过玻璃，因此，必须直接在日光下暴晒，才能起到杀菌作用。

2．物理消毒法

（1）高压蒸汽灭菌法。高压蒸汽灭菌是医院常用的灭菌方法，常用于耐高温、耐高压、耐潮湿的物品的灭菌，如各类器械、玻璃制品、敷料等。压力在 102.97 ~ 137.3 千帕时，温度可达 121 ~ 126℃，经过 15 ~ 30 分钟即可达到灭菌效果；压力在 205.8 千帕时，温度可达 132℃，5 ~ 10 分钟即可灭菌。

（2）蒸煮。蒸煮是最简单有效、应用最早的消毒方法。适用于耐湿、耐高温的物品。煮沸时间一般为 10 ~ 30 分钟。金属器械、棉织品、食具、玻璃制品等可用煮沸消毒，但毛皮、呢绒和塑料制品等不能煮沸消毒。

提　示

蒸煮法杀灭繁殖型细菌与病毒效果好，对芽孢作用较小，故蒸煮法不适用于芽孢污染的消毒。

相关链接

什么是芽孢？

芽孢是细菌的休眠方式，指的是某些细菌在一定环境条件下，在菌体内部形成的圆形或椭圆形小体。芽孢本身不致病，但是它增强了细菌对外界不良环境的抵抗能力，例如对热力、干燥、辐射、化学消毒剂的抵抗力，使细菌在恶劣环境中存活下来，并在适当的条件下致病。

案例与点评

某78岁女性老人，平日里非常注重个人卫生及身体保健，每当家中串门的朋友走后总是将他们用过的玻璃水杯反复刷洗。一次她想起水杯可放入水中进行煮沸进行消毒。于是她随即点燃火源、放上倒入热水的水盆，不曾想刚把用过的水杯放入热水中，就听见水杯相继出现响声，出现裂痕，有的直接就破碎了。

【点评】家庭中的饭碗、水杯等餐具，用蒸煮消毒既简单又实用。当水杯等玻璃类的日常生活用品进行煮沸消毒时，应从冷水中放入；如果直接放入热水中，会使玻璃遇到突然的高温而发生热膨胀导致爆裂。

3．化学药物消毒法

化学药物消毒是利用化学药物杀灭病原微生物的方法。凡是不适用于热力消毒灭菌的物品都可选用化学消毒灭菌法，如皮肤、黏膜、金属锐器和某些塑料制品。常用的化学药物消毒剂有以下几种：

（1）乙醇。乙醇属于中效消毒剂。适用于皮肤、物品表面及医疗器械的消毒。如医疗器械消毒时，可用70%～80%乙醇浸泡，浸泡时间30分钟。

提　示

乙醇对肝炎病毒及芽孢无效。

（2）戊二醛 。为高效广谱消毒剂，能杀灭细菌、真菌、芽孢和病毒。无色、无刺激，腐蚀性较小。适用于不耐热的医疗器械和精密仪器的消毒与灭菌。制剂为2%碱性戊二醛，用其浸泡物品，在2分钟内，可杀灭细菌，10分钟内可杀灭真菌、结核杆菌，15～30分钟可杀灭乙型肝炎病毒，杀灭细菌芽孢则需4～10小时。

（3）碘伏。碘伏为中效消毒剂，能杀灭细菌、病毒等，但对芽孢无效。适用于外科手术、注射部位的皮肤消毒，黏膜、创面消毒及体温计消毒。

提　示

有脓血等有机物存在可降低其杀菌效果。

（4）含氯消毒剂。消毒剂溶于水中可产生次氯酸者称为含氯消毒剂，如漂白粉。含氯消毒剂杀菌谱广，对细菌、病毒、芽孢均有杀灭作用。适用于餐具、环境、水，以及被乙肝病毒、结核杆菌及细菌芽孢污染的物品的消毒。

提　示

含氯消毒剂有腐蚀及漂白作用，不宜用于金属制品、有色衣服及油漆家具的消毒。

（5）过氧乙酸。为高效消毒剂，其气体和溶液均具有较强的杀菌作用。能杀灭细菌、芽孢、真菌和病毒。适用于耐腐蚀物品、皮肤及环境的消毒与灭菌。过氧乙酸对乙肝病毒也有杀灭作用。

提　示

☆ 过氧乙酸应阴凉避光密闭存放，防高温引起爆炸。

☆ 过氧乙酸对金属有腐蚀性，对织物有漂白作用。

4．微波照射消毒法

微波是一种波长短而频率较高的电磁波，微波可以杀灭各种微生物，适用于食物及餐具的消毒及耐热非金属材料器械的消毒灭菌。

提　示

☆ 微波无法穿透金属面，所以不能用金属容器盛放被消毒物品。

☆ 将物品放于含水或水蒸气的环境中，比如将物品用湿布包裹或在炉内放一杯水会提高消毒效果。

第二节　常见传染病护理

一、流行性感冒

1．疾病概述

流行性感冒简称流感，是由流行性感冒病毒引起的急性呼吸道感染。流行性感冒不同于普通感冒，表 6—3 为两者的比较。流感病毒一般通过空气中的飞沫、人与人之间的接触或与被污染物品的接触传播。流感每年秋冬季节流行，严重时会引起肺炎及其他并发症，可以致命。

表 6—3　　流行性感冒与普通感冒的病症比较

症状体征	流行性感冒	普通感冒
病原体	流感病毒	鼻病毒、腺病毒等
发病	突然	渐进
全身症状	全身症状重而呼吸道症状轻	全身症状无而局部症状重
发热	常见，且温度高超过 38.3℃，维持 3 ~ 4 天	少见
头痛	明显	少见
肌肉痛	严重（以背部和腿部最为明显）	轻微
疲劳感	表现强烈	微弱
鼻塞	偶尔	常见
打喷嚏	偶尔	经常
喉咙痛	偶尔	常见
感染后的免疫力	强（可维持 8 ~ 12 个月）	弱

2．常见症状

（1）潜伏期为 1 ~ 3 天，起病急，主要为高热、寒战、头痛、乏力，全身酸痛，头痛突出，全身中毒症状重。

（2）上呼吸道的症状，如打喷嚏、鼻塞、流涕、咽痛及咳嗽等症状相对较轻或不明显。

（3）根据临床表现、病情轻重不同，又分为单纯型、肺炎型。单纯型流感最常见，全身中毒症状重，而呼吸道症状较轻。肺炎型流感病情常迅速加重，表现为持续高热、烦躁不安、全身衰竭、呼吸急促等症状，

X 射线检查常提示有肺炎的表现。

3．护理方法

（1）安排病人单间隔离，保持室内空气清新流通、阳光充足。

（2）发热病人宜卧床休息，注意保暖，多饮开水。

（3）保持口咽、鼻腔清洁，早晚刷牙，进食后以淡盐水或温水漱口，防止继发感染。

（4）病人用过的生活用具应注意消毒，可用煮沸消毒法或日光曝晒消毒法。

（5）饮食护理。为病人提供营养丰富、清淡、易消化的饮食，同时保证充足的水分。

1）高热时可进流质或半流质饮食，如菜汤、稀粥、蛋汤、蛋羹、牛奶等。适当饮用富含维生素 C 的果汁。

2）饮食宜清淡少油腻。如白米粥、小米粥配合榨菜或豆腐乳等小菜，以清淡、爽口为宜。

3）保证水分的供给，适当饮用酸性果汁，如山楂汁、猕猴桃汁、鲜橙汁等以促进胃液分泌，增进食欲。

4）饮食宜少量多餐。如退烧后食欲增加，可改为半流质饮食。

4．预防措施

（1）积极参加体育锻炼，增强体质，适时增减衣服。

（2）流感季节经常开窗通风，保持室内空气新鲜，少去公共场所。

（3）接种流感疫苗增强身体免疫力，预防流感的发生。

（4）及时发现流感病人，迅速确诊，做好隔离。病人是主要的传染源，自潜伏期末即有传染性，病初 2 ~ 3 天传染性最强。病毒存在于病人的鼻涕、口涎、痰液中，并随咳嗽、喷嚏排出体外。

提　示

☆ 由于流感病毒可在患者手摸过的地方存活 3 个小时，所以应经常用流动水和肥皂洗手；不要总摸鼻子、揉眼睛，因为眼睛和鼻子是最易传染的部位。

☆ 流感为病毒感染，不要自行给病人增加抗生素。

二、病毒性肝炎

1．疾病概述

病毒性肝炎是由多种肝炎病毒引起的，以肝脏损害为主的一种传染病。能引起病毒性肝炎的病毒有甲型肝炎病毒、乙型肝炎病毒、丙型肝炎病毒、丁型肝炎病毒和戊型肝炎病毒。主要通过粪—口、血液或体液传播。临床上以疲乏、食欲减退、肝肿大、肝功能异常为主要表现，部分病人可以出现黄疸。

2．常见症状

各型肝炎的潜伏期长短不一，病毒性肝炎的症状特点见表 6—4。

表 6—4 病毒性肝炎的症状特点

病毒性肝炎	甲肝	乙肝	丙肝	丁肝	戊肝
致病病毒	甲型肝炎病毒	乙型肝炎病毒	丙型肝炎病毒	丁型肝炎病毒	戊型肝炎病毒
潜伏期	2 ~ 6 周	1 ~ 6 个月	5 ~ 12 周	4 ~ 20 周	2 ~ 9 周
传播途径	肠道	分泌物、血液	分泌物、血液	分泌物、血液	肠道

（1）急性肝炎

1）急性黄疸型肝炎。病程可分为黄疸前期、黄疸期、恢复期 3 个阶段。

①黄疸前期：多以发热起病，伴以全身乏力，食欲不振、厌油、恶心、呕吐，常有上腹部不适、腹胀、便秘或腹泻。少数病例可出现上呼吸道症状，或皮疹、关节痛等症状。尿色逐渐加深。

②黄疸期：尿色加深如浓茶，巩膜及皮肤出现黄染，且逐日加深，多于数日至 2 周内达高峰，然后逐渐下降。在黄疸出现后发热很快消退，而胃肠道症状及全身乏力则加重。在黄疸明显时可出现皮肤瘙痒，大便颜色变浅，心动过缓等症状。肝功能改变明显。

③恢复期：黄疸消退，精神及食欲好转。肿大的肝脏逐渐回缩，触痛及叩击痛消失。肝功能恢复正常。

2）急性无黄疸型肝炎。起病慢，主要表现为消化道症状，仅有乏力、食欲不振、恶心、肝区痛和腹胀、稀便等症状，多无发热，亦不出现黄疸。

（2）慢性肝炎。急性肝炎病程达半年以上，仍有轻度乏力、食欲不振、腹胀、肝区痛等症状，多无黄疸。肝肿大伴有轻度触痛及叩击痛。肝功检查主要是谷丙转氨酶单项增高。病情延迁不愈或反复波动可达1年至数年，但病情一般较轻。

（3）急性重型肝炎。也称暴发型肝炎。特点是：起病急，病情发展迅猛，病程短（一般不超过10天）。病人常有高热，消化道症状严重（厌食、恶心、频繁呕吐，腹胀等）、极度乏力。在起病数日内出现神经、精神症状，如性格改变、行为反常、嗜睡、烦躁不安等。可很快发展为肝昏迷。

3．护理方法

（1）肝炎活动期、谷丙转氨酶升高者应卧床休息，减轻肝脏负担，缓解肝淤血，利于肝细胞修复。症状好转、黄疸消退或肝功能改善后，可以逐渐增加活动量，强度以不感觉疲劳为原则。症状消失，肝大小恢复正常，肝功能正常1～3个月后可以恢复日常活动或工作。

慢性肝炎稳定期，要适当活动或工作，锻炼身体，增强体质。

（2）饮食护理。病毒性肝炎的饮食原则是：食用高蛋白、低脂肪、维生素丰富的食物，如水果、蔬菜、牛奶、鸡蛋、瘦肉等。最大限度减轻肝脏负担，以达到保护肝脏的目的。同时忌食脂肪及胆固醇含量高的食物、辛辣刺激食物、煎炸食物、粗纤维食物，忌饮白酒、啤酒，不宜多食白糖。

4．预防措施

因各型肝炎的传染方式不同，故预防方法也不一样。

（1）甲型肝炎

1）隔离时间自发病后30～40天。病人隔离后对其住处、用具进行彻底消毒。除病人隔离外，接触者要医学观察45天。

2）提高个人和集体卫生水平，养成餐前便后洗手的习惯，共用餐具要消毒，实行分餐制，加强水源、饮食、粪便管理。

3）接种甲肝疫苗预防。

（2）乙型肝炎

1）严格管理献血人员。乙肝表面抗原阳性者不能献血，不能从事饮食行业、食品加工、自来水管理等工作。

2）重点在于防止血液及体液传播，如对注射器、针头、针灸针、采血针、手术器械进行严格消毒；非必要时不输血、不使用血液制品；餐具专用；接触病人后用肥皂洗手。

3）接种乙肝疫苗。特别是孕妇为表面抗原阳性时，其新生儿必须接种乙肝疫苗。

（3）丙型肝炎、丁型肝炎预防方法同乙型肝炎。戊型肝炎预防方法同甲型肝炎。

三、细菌性痢疾

提　示

出现腹泻症状切不可乱服抗菌药物，以免产生耐药，造成症状加重。

1．疾病概述

细菌性痢疾简称菌痢，是志贺菌属（痢疾杆菌）引起的肠道传染病。临床表现主要有发冷、发热、腹痛、腹泻、里急后重、排黏液脓血样大便，严重者可出现感染性休克或中毒性脑病。菌痢常年散发，夏秋多见。

2．常见症状

（1）潜伏期由数小时至7天不等。流行期为6～11月，发病高峰期在8月。

（2）急性菌痢可分为三种类型

1）普通型。起病急，畏寒、发热，多为38～39℃以上，伴头昏、头痛、恶心等全身中毒症状及腹痛、腹泻，粪便开始呈稀泥糊状或稀水样，继而呈黏液或黏液脓血便，量不多，每日排便十次至数十次不等，伴里急后重。病程约一周左右。少数病人可因呕吐严重，补液不及时脱水、酸中毒，电解质紊乱，发生继发性休克。

2）轻型。全身毒血症状轻微，不发热或有低热，腹痛轻，腹泻次数少，每日3～5次，黏液多，一般无肉眼脓血便，但无里急后重症状。病程一般为4～5日。

3）中毒型。此型多见于2～7岁的儿童，起病急，突然畏寒、高热、体温可达40℃以上，伴精神萎靡、面色青灰、四肢厥冷、烦躁、反复惊厥、昏迷等，可迅速发生循环衰竭或呼吸衰竭，进展迅速，病情危重，病死率高。

（3）慢性菌痢。菌痢反复发作或迁延不愈，病程超过2个月以上者，即为慢性菌痢。长期腹泻者可以有营养不良、贫血及乏力的症状。

3．护理方法

（1）病人给予消化道隔离，直至症状消失、大便培养连续两次阴性为止。对于病人的粪便和呕吐物必须严格消毒后再处理。

（2）急性期的病人应卧床休息，保证充足的睡眠。注意腹部保暖，禁行冷水浴，对痉挛性腹痛可给予腹部热敷。

（3）有失水现象者，可给予口服补液盐。如有呕吐等而不能由口摄入时，则可给予生理盐水或5%葡萄糖盐水静脉滴注，注射量视失水情况而定，以保持水和电解质平衡。

（4）由于大便次数增多，尤其是老人和小孩肛门受多次排便的刺激，皮肤容易溃破，因此每次便后，用软卫生纸轻轻按擦后用温水清洗，涂上凡士林油膏或抗生素类油膏。

（5）饮食护理

1）在发热、腹痛、腹泻明显时，应禁食，当症状稍有减轻时，可进食清淡、营养丰富、易消化、脂肪少的流质饮食。如藕粉、米汤、果汁、菜汁，以保证肠道的充分休息，要补充水分和电解质。

2）发热、腹泻症状好转后，可食少渣无刺激性饮食，由少渣、少油半流过渡到半流、软食或普食。可食用粥、面条、面片，但是量不宜过多。

3）让病人多饮水，改善脱水和毒血症，利于毒素的排泄。

4）忌食多渣、胀气、多油、有刺激性和寒性食物，如芹菜、韭菜、牛奶、豆制品、油炸类食物、辣椒、瓜果等，以免增加胃肠负担，加重胃肠功能紊乱。恢复期可按具体情况逐渐恢复正常饮食。

4．预防措施

（1）搞好环境卫生及个人卫生，注意饮水及饮水卫生。

（2）加强卫生教育，做到饭前便后洗手，不饮生水，不吃变质和腐烂食物，不吃被苍蝇沾过的食物。

（3）不要暴饮暴食，以免胃肠道抵抗力降低。

（4）做好消毒隔离工作，病人的食具要煮沸 15 分钟消毒，粪便要用 1%漂白粉液浸泡后再倒入下水道。

（5）保护易感人群，近年来使用依链菌株活菌苗口服，可预防菌痢的发生。

四、肺结核

1．疾病概述

肺结核是由结核杆菌引起的肺部慢性传染病。结核杆菌可累及全身多个器官，但以肺结核最为常见。常有低热、乏力、消瘦、盗汗等全身症状和咳嗽、咯血等呼吸系统表现。

2．常见症状

（1）全身症状。全身毒性症状表现为午后低热、乏力、食欲减退，体重减轻、盗汗等。当肺部病兆急剧进展播散时，可有高热，妇女可有月经失调或闭经。

（2）呼吸系统。一般有干咳或只有少量黏液。伴继发感染时，痰呈黏液性或脓性。约 1/3 病人有不同程度的咯血。当炎症波及壁层胸膜时，相应胸壁有刺痛，一般并不剧烈，随呼吸和咳嗽而加重。慢性重症肺结核，呼吸功能减慢，出现呼吸困难。

3．护理方法

（1）病人单间隔离，选择朝阳或通风条件好的房间。病人的餐具、生活用品单独使用，并定期消毒。痰液吐在纸内，然后烧毁，切忌随地吐痰。咳嗽和打喷嚏时，用手帕捂住口鼻。被褥经常放在太阳下曝晒，餐具可进行煮沸消毒。

（2）病人发生少量咯血时，护理员先稳定病人情绪。应让病人静卧，用冷毛巾敷额部或胸部。咯血刚停，不宜立即起床活动。

（3）病人如突然大量咯血或咯血突然停止，并伴有胸闷、气急、烦躁、出冷汗，甚至面色发紫，这是窒息的预兆，应立即将病人取头低脚高位，轻拍背部，迅速排出在气道和口咽部的血块，必要时进行吸痰或气管切开。

（4）饮食护理。肺结核病为消耗性疾病，而病人往往纳食较差，所以，饮食宜清淡、易消化、富营养，注意适当补充蛋白质和维生素类。疾病好转时期，病人食欲改善，要多吃瘦肉、鱼类、蛋、豆制品和新鲜蔬菜。饮食要有规律，不能偏食，以保证各种营养成分的摄入。病人应戒烟忌酒。

1）注意饮食调配。结核病人胃口常常不好，因此，提倡食物多样，荤素搭配，做到色、香、味俱全，营养全面。

2）适当增加维生素的摄入。维生素 C 可以帮助机体恢复健康，维生素 B_1、维生素 B_6 能减少抗结核药的不良反应，维生素 A 可增强上皮细胞的抵抗力，维生素 D 可帮助钙的吸收。新鲜的蔬菜、水果、鱼虾、动物内脏和蛋类含有丰富的维生素。

3）经常食用富铁食品。肺结核病人由于肺部小血管的损伤，时常会咯血，久而久之造成贫血，故养血、补血食物不可少。如动物肝脏、瘦肉、蛋黄、绿叶蔬菜、食用菌等。

4）多摄入含优质蛋白质高的食物。提供足量的优质蛋白，有助于体内免疫球蛋白的形成和纠正贫血症状，应多吃瘦肉、鱼、虾、蛋类及豆制品等。

5）鼓励病人多饮水，每日不少于 1.5 ~ 2 升。保证机体代谢的需要和体内毒素的排泄，必要时遵医嘱给予静脉补充。

相关链接

结核杆菌在外界抵抗力较强，在阴湿环境中能生存 5 个月以上，但在烈日下暴晒 2 小时，70%酒精接触 2 分钟或煮沸 1 分钟均能被杀灭。最简单的灭菌法是将痰吐在纸上焚烧。

4．预防措施

（1）尽早发现病人，这是目前结核病防治的最重要的措施，因为它能直接控制结核病的传染源。有结核病症状的人尽快到当地结核病防治机构就诊，及早进行确诊。

（2）加强结核病的预防和宣传，如注意个人卫生，不随地吐痰，做好结核病人的隔离及其痰液消毒、灭菌工作。

（3）给未受过结核菌感染的新生儿、儿童和青少年接种卡介苗，使人体产生对结核菌的获得性免疫力。

五、带状疱疹

1．疾病概述

带状疱疹（见图 6—2）是由水痘—带状疱疹病毒引起的急性炎症性皮肤病，中医称为缠腰火龙、缠腰火丹，俗称蜘蛛疮、生蛇。其主要特点为簇集水疱，沿一侧周围神经作群集带状分布，伴有明显神经痛。初次感染表现为水痘，以后病毒可长期潜伏在脊髓后根神经节，抵抗力降低可诱发水痘—带状疱疹病毒再度活动，生长繁殖，沿周围神经波及皮肤，发生带状疱疹。带状疱疹病人一般可获得对该病毒的终生免疫。

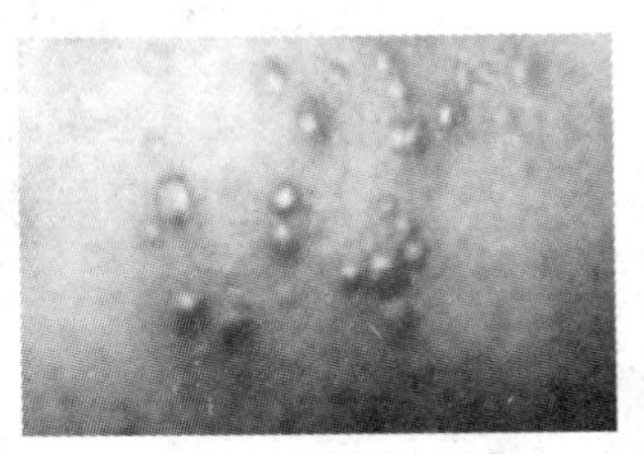

图 6—2 带状疱疹

相关链接

带状疱疹有一定传染性，病人水疱疱液内存在大量水痘—带状疱疹病毒，通过直接或间接接触病人皮肤，能使未患过水痘的小儿传染上水痘，也可以使免疫力低下未患过水痘的成年人（尤其是青年人）发生“成人水痘”，还可以使长期使用免疫抑制药物的病人感染上水痘，但不会直接传染上带状疱疹。

2．常见症状

（1）本病好发部位依次为肋间神经、颈神经、三叉神经和腰骶神经支配区域。

（2）发疹前可有轻度乏力、低热、纳差等全身症状，患处皮肤自觉灼热感或者神经痛，触之有明显的痛觉敏感，持续 1 ~ 3 天，也可以没有前驱症状即发疹。

（3）患处常首先出现潮红斑，很快出现粟粒至黄豆大小丘疹，簇状分布而不融合，继之迅速变为水疱，疱壁紧张发亮，疱液澄清，外周绕以红晕，各簇水疱群间皮肤正常；皮损沿某一周围神经呈带状排列，多发生在身体的一侧，一般不超过正中线。

（4）神经痛为本病特征之一，可在发病前或伴随皮损出现，老年病人常较为剧烈。病程一般2～3周，老年人为3～4周，水疱干涸、结痂脱落后留有暂时性淡红斑或色素沉着。

3．护理方法

（1）早期宜卧床休息，取健侧卧位。保持床单清洁，内衣柔软勤换，防止摩擦加剧疼痛。皮疹局部避免搔抓，以防继发细菌感染。

（2）如果出现了水疱、大疱、血疱时应及时用清洁注射器抽吸，但注意尽量不要损伤疱壁。

（3）头皮有破损时，应尽量剪除局部头发，保持创面清洁，预防感染。

（4）面部疱疹，要早期做好眼睛、鼻腔、口腔的局部护理，尤其要保护眼睛，充分休息，不要看书、看报、看电视、看电脑等；及时清除眼睛分泌物，可用红霉素眼膏、环鸟苷眼液交替滴眼睛，预防感染。

（5）疼痛剧烈时，安抚病人，分散其注意力，随着病情的逐渐好转疼痛会逐渐减轻。也可服止痛药。

（6）饮食护理

1）为病人提供易消化的饮食和充足的水分。

2）禁忌吃油腻的食物、海鲜、蛋类，家禽以及辛辣刺激性食物，如辣椒、生葱、生蒜、韭菜、姜、海鲜、狗肉、牛肉、羊肉、鲤鱼、香菜、虾、蟹等。

4．预防措施

（1）带状疱疹病人不需要隔离，但应避免与易感儿童和孕妇接触。

（2）抵抗力下降是本病发生的诱因。因此，劳逸结合，注意休息，多喝水、多吃新鲜蔬菜水果，多锻炼身体，提高抵抗力，是预防的关键。一旦出现莫名原因的皮肤疼痛或疱疹，应及早到正规医院诊治。

（3）预防感染。感染是诱发本病的原因之一。春秋季节，寒暖交替，要适时增减衣服，避免受寒引起上呼吸道感染。此外，口腔、鼻腔的炎症应积极给予治疗。

（4）对于易感者可以采用接种疫苗进行预防。

六、水痘

1．疾病概述

水痘是由水痘—带状疱疹病毒引起的急性传染病，传染率很高，主要发生在学龄前儿童。冬春两季多发。临床以发热、皮肤黏膜分批出现斑丘疹、疱疹和结痂，而且各期皮疹同时存在为特点，如图6—3所示。该病为自限性疾病，病后可获得终身免疫，也可在多年后感染复发而发生带状疱疹。

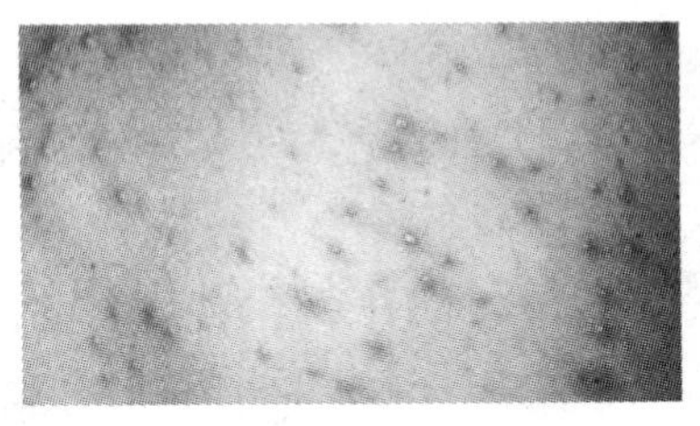

图6—3 水痘

2．**常见症状**

（1）本病潜伏期为12～21天，平均14天。传染性很强，主要通过直接接触水痘疱疹液和呼吸道飞沫传播。

（2）临床上分为前驱期和出疹期。前驱期可有发热、头痛、全身不适、乏力、食欲减退、咽痛、咳嗽等，持续1～2天迅速进入出疹期。

（3）水痘皮疹的特点。水痘皮疹先后分批陆续出现，皮疹呈向心性分布，最先出现于躯干和四肢近端，躯干皮疹最多，其次为头面部，四肢远端较少。皮疹开始为红斑疹，数小时后变成红色丘疹，再经过数小时发展为疱疹，位置表浅，形似水滴的椭圆形紧张水疱，壁薄易破，周围有红晕，常伴痒感。1～2天皮损呈现水疱干涸结痂，痂脱而愈，不留疤痕。

（4）若患儿抵抗力低下时，形成重症水痘，可发生水痘肺炎、水痘脑炎、心肌炎等。

3．**护理方法**

（1）患儿单间隔离，隔离期限自发病到水痘疱疹结痂全部脱落。保持室内通风，光线充足。

（2）患儿衣被不宜过厚，太热容易造成皮肤痒感加重。勤换内衣，保持皮肤清洁，防止继发感染。剪短患儿指甲，保持双手清洁，以免抓破水痘引起继发感染。

（3）患儿因皮肤瘙痒烦躁不安时，设法分散其注意力，或用温水洗浴，局部涂抹炉甘石等止痒药物。

提 示

水痘患儿避免使用肾上腺皮质激素类药物，包括激素类软膏，比如肤轻松、皮炎平、曲安奈德软膏等。

（4）饮食护理

1）宜给予易消化及营养丰富的流质及半流质饮食。如绿豆汤、粥、面片、面条等。

2）多喝开水，特别是患儿体温发热期间。

3）忌油腻、姜、辣椒等刺激性食物。

4．预防措施

（1）隔离患儿至全部皮疹结痂或出疹后 7 天。其污染物、用具可用煮沸或暴晒法消毒。

（2）保持室内空气新鲜，避免和易感者接触，尤其是体弱、免疫力缺陷者，如湿疹、正在使用激素的患儿应加以保护。

（3）对于与水痘患儿接触的易感者，应隔离观察 3 周。对于有接触史的高度易感者可在 3 日内注射水痘带状疱疹免疫球蛋白或高效价带状疱疹免疫血浆，以减少发病。

七、手足口病

1．疾病概述

手足口病是由人肠道病毒引起的传染病，多发生于 5 岁以下儿童。大多数患儿症状轻微，以发热和手、足、口腔等部位的疱疹或皮疹为主要症状，如图 6—4 所示；少数患儿可引起心肌炎、肺水肿、无菌性脑膜脑炎等并发症；个别重症患儿如果病情发展快，可导致死亡。

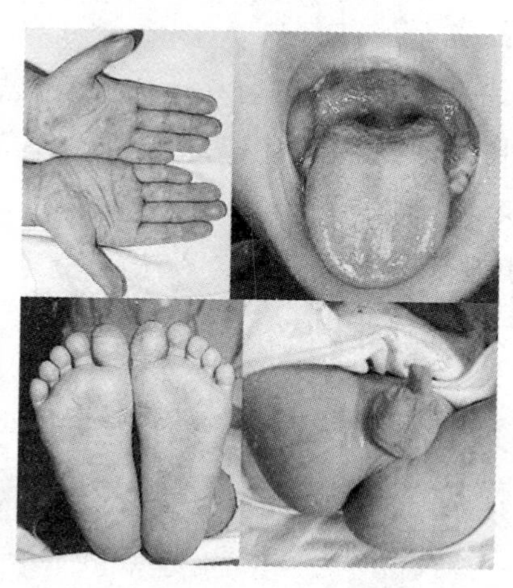

图 6—4　手足口病

2．常见症状

（1）手足口病的潜伏期为2～10天，平均3～5天，病程为7～10天。本病可以经接触传播、呼吸道传播或消化道传播，夏秋季节为高发期。

（2）急性起病，发热，口腔黏膜出现散在疱疹，手、足和臀部出现斑丘疹、疱疹，疱疹周围可有炎性红晕，疱内液体少。可伴有咳嗽、流涕、食欲不振等症状。

（3）部分患儿无发热，仅表现为皮疹或疱疹。

（4）一般预后良好，少数病例可以出现脑膜炎、脑炎、神经源性肺水肿、循环障碍等，病情凶险，可导致死亡或留有后遗症。

3．护理方法

（1）患儿的隔离期限为自发病到症状消失后1周，用过的物品要彻底消毒：可用含氯的消毒液浸泡，不宜浸泡的物品可放在日光下曝晒。房间要定期开窗通风，保持空气新鲜、流通，温度适宜。减少人员进出，防止空气污浊，避免继发感染。

（2）口腔护理。患儿会因口腔疼痛而拒食、流涎、哭闹不眠，要保持患儿口腔清洁，饭前饭后用生理盐水漱口，对不会漱口的患儿可以用棉棒蘸生理盐水轻轻地清洁口腔。口腔糜烂部位涂鱼肝油，以减轻疼痛，促使糜烂部位早日愈合，预防细菌继发感染。

（3）皮疹护理。患儿衣服、被褥要清洁，衣着要舒适、柔软，经常更换。剪短患儿的指甲，必要时包裹患儿双手，防止抓破皮疹。臀部有皮疹的患儿，应随时清理大小便，保持臀部清洁干燥。手足部皮疹初期可涂炉甘石洗剂，待有疱疹形成或疱疹破溃时可涂0.5%碘伏。注意保持皮肤清洁，防止感染。

（4）饮食营养

1）患儿发热、口腔疱疹造成食欲不振，容易引起脱水和电解质紊乱，需要适当补水和营养。

2）宜给患儿吃清淡、温性、可口、易消化、柔软的流质或半流质，禁食冰冷、辛辣、咸等刺激性食物。

3）患儿宜卧床休息1周，多喝温开水。

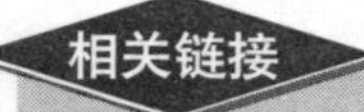

手足口病在成人中不常见，因为成年人已经有足够强的免疫系统来抵御病毒的侵袭；但不排除免疫缺陷人群患病的可能。

4．预防措施

（1）饭前便后、外出后要用肥皂或洗手液等给儿童洗手，不要让儿童喝生水、吃生冷食物，避免接触患病儿童。

（2）看护人接触儿童前、替幼童更换尿布、处理粪便后均要洗手，并妥善处理污物。

（3）婴幼儿使用的奶瓶、奶嘴使用前后应充分清洗消毒。

（4）本病流行期间不宜带儿童到人群聚集、空气流通差的公共场所，注意保持家庭环境卫生，居室要经常通风，勤晒衣被。

（5）儿童出现相关症状要及时到医疗机构就诊。居家治疗的儿童，不要接触其他儿童，父母要及时对患儿的衣物进行晾晒或消毒，对患儿粪便及时进行消毒处理；轻症患儿不必住院，宜居家治疗、休息，以减少交叉感染。

提　示

孩子患了手足口病，病毒多是由家长由外界接触带回家的。要大力开展家庭卫生清洁行动，清除卫生死角，不要带孩子到人口密集的公共场所，注意家庭和个人卫生，牢记“讲卫生、勤洗手、吃熟食、喝开水、晒衣被、勤通风”的防治办法。除此之外，最有效而且安全的方法就是提高孩子自身的免疫力。

思考与练习

1. 简述传染病的定义。
2. 传染病的基本特征有哪些？
3. 简述传染病的传播途径。

4. 简述隔离的基本含义。
5. 简述流感的预防措施。
6. 简述病毒性肝炎的分型和各型的传播途径。
7. 简述细菌性痢疾的饮食护理。
8. 带状疱疹的特点有哪些?
9. 简述肺结核的预防措施。
10. 简述水痘患儿的护理。
11. 简述手足口患儿皮疹的护理。

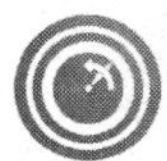

综合训练

1. 使用煮沸消毒法消毒传染病人的餐具。
2. 照料急性肝炎病人饮食起居。
3. 照料手足口病病人的饮食起居。